SCHULTERARTHROSKOPIE

Univ.-Doz. Dr. med. **Georg LAJTAI**
Ärztlicher Direktor,
Privatklinik Althofen, Österreich

Dr. med. **Gernot AITZETMÜLLER**
Diakonissenkrankenhaus Linz, Österreich

mit:

Dr. med. **Günther PÖRTSCH**
Dr. med. **Harald PANGER**
Privatklinik Althofen, Österreich

Teile des Inhalts dieser Broschüre wurden von den Autoren bereits veröffentlicht in:

LAJTAI, G.; SNYDER, S.J.; APPLEGATE, G.; AITZETMÜLLER, G.; GERBER, C. (Eds.): **Shoulder Arthroscopy and MRI Techniques** © 2003, XVI, 384 S. 834 Farbillustr., 20 Tabellen, gebundene Ausgabe, ISBN: 978-3-540-43112-1

Mit freundlicher Abdruckgenehmigung von: Springer-Verlag Berlin Heidelberg New York, ein Unternehmen der BertelsmannSpringer Science + Business Media GmbH.

Schulterarthroskopie

Teil I Lagerung und Zugänge

Teil II Instabilitäten und ihre Behandlung[1]

Teil III Das subakromiale Impingementsyndrom und seine Behandlung[2]

Univ.-Doz. Dr. med. **Georg LAJTAI**
Ärztlicher Direktor, Privatklinik Althofen, Österreich

Dr. med. **Gernot AITZETMÜLLER**
Diakonissenkrankenhaus Linz, Österreich

mit Dr. med. **Günther PÖRTSCH**[1] und mit Dr. med. **Harald PANGER**[2]
Privatklinik Althofen, Österreich

Illustrationen (außer Titel):

Harald Konopatzki, Grünewaldstrasse 3a
69126 Heidelberg, Germany
E-mail: konillu@t-online.de

Korrespondenzadressen:

Univ.-Doz. Dr. med. **G. LAJTAI**
Ärztlicher Direktor, Privatklinik Althofen
Privatklinik Althofen, Moorweg 30, 9330 Althofen, Österreich
Telefon: 0043 (0)4262 2071 415
e-mail: Laj@shoulder.org
www.shoulder.org
www.altis.at

Dr. med. **G. AITZETMÜLLER**
Diakonissenkrankenhaus Linz
Weissenwolfstrasse 15, 4020 Linz, Österreich
Telefon: 0043 (0)732 7675-348
e-mail: aitz@shoulder.at
www.diakonissen-krankenhaus-linz.at/de/90/

Wichtiger Hinweis:

Wie jede Wissenschaft ist die Medizin ständigen Entwicklungen unterworfen. Forschung und klinische Erfahrung erweitern unsere Erkenntnisse, insbesondere was Behandlung und medikamentöse Therapie anbelangt. Soweit in dieser Broschüre eine Dosierung oder eine Applikationsform erwähnt wird, darf der Leser zwar darauf vertrauen, dass Autoren, Herausgeber und Verlag große Sorgfalt darauf verwandt haben, dass diese Angaben dem Wissenstand bei Fertigstellung dieser Publikation entsprechen. Für Angaben über Dosierungsanweisungen und Applikationsformen kann vom Verlag jedoch keine Gewähr übernommen werden.

Die in dieser Publikation enthaltenen Informationen richten sich primär an Ärzte und sonstiges Fachpersonal aus dem Bereich der Gesundheitsberufe. Sie sind in keinem Fall umfassend genug, um als alleinige Grundlage von Behandlungsentscheidungen verwendet zu werden und ersetzen auch nicht die Konsultation eines Spezialisten und/oder das Studium aktueller medizinischer Fachliteratur. Geschützte Warennamen (Warenzeichen) werden nicht immer besonders kenntlich gemacht. Aus dem Fehlen eines solchen Hinweises kann also nicht geschlossen werden, dass es sich um einen freien Warennamen handelt.

ISBN 978-3-89756-722-1, Printed in Germany
Postfach, D-78503 Tuttlingen
Telefon: +49 74 61/1 45 90
Telefax: +49 74 61/708-529
E-mail: Endopress@t-online.de

Neben Deutsch und Englisch ist diese Publikation auch in weiteren Sprachen erhältlich. Ihre Anfragen und Bestellungen richten Sie bitte an die oben stehende Adresse des Verlages Endo:Press™ Tuttlingen.

01.09-1

Satzherstellung und Bildbearbeitung::
Verlag Endo:Press™, 78532 Tuttlingen

Druck:
Straub Druck + Medien AG, 78713 Schramberg-Sulgen

Inhaltsverzeichnis

Teil I – Lagerung und Zugänge

Univ.-Doz. Dr. med. **Georg LAJTAI** und Dr. med. **Gernot AITZETMÜLLER**

Teil II – Instabilitäten und ihre Behandlung

Univ.-Doz. Dr. med. **Georg LAJTAI,** Dr. med. **Gernot AITZETMÜLLER** und Dr. med. **Günther PÖRTSCH**

Teil III – Das subakromiale Impingementsyndrom und seine Behandlung

Univ.-Doz. Dr. med. **Georg LAJTAI,** Dr. med. **Gernot AITZETMÜLLER** und Dr. med. **Harald PANGER**

Teil I – Lagerung und Zugänge

Lagerung in der Schulterarthroskopie

1.0 Einleitung

Eine optimale Lagerung ist Grundvoraussetzung zur Durchführung einer Schulterarthroskopie. Eine ungewollte Veränderung der Schulterposition ist für den Operationsverlauf störend und kann den Behandlungserfolg gefährden, da sich durch die veränderte Schulterposition auch die Zugangswinkel ins Gelenk bzw. in den Subakromialraum verändern.

Der freie Zugang sowie das ergonomische Hantieren mit unterschiedlichen Instrumenten sollte durch die unterschiedlichen Lagerungstechniken gewährleistet sein (**Abb. 1**). Lagerungsbehelfe, wie z.B. Stützen, sind notwendig und dürfen weder die freie Beweglichkeit noch die Zugänge zum Schultergelenk behindern.

Die halbsitzende Lagerung (engl. *beach chair position*) und die Seitenlage (engl. *lateral decubitus position*) sind die standardmäßig angewandten Lagerungstechniken. Jede dieser Lagerungstechniken weist Vor- und Nachteile auf. Aufgrund der besseren Zugangsmöglichkeiten und der ergonomischen Position während des Operierens wird bei uns die Seitenlagerung für alle arthroskopische Schultereingriffe gewählt.

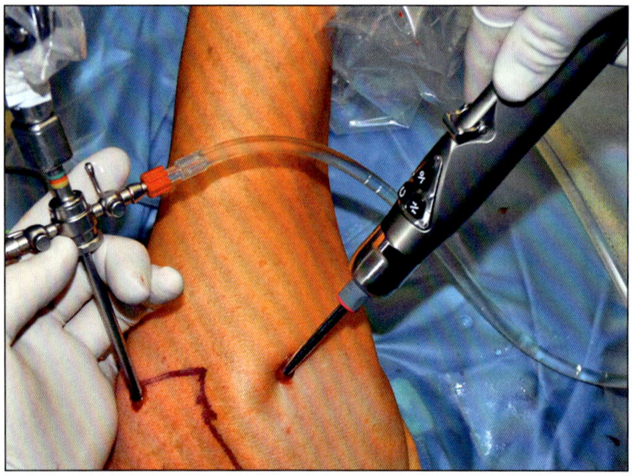

Abb. 1
Hand- und Instrumentenposition während einer arthroskopischen Schulteroperation.

2.0 Seitenlagerung

Der Patient liegt auf der gesunden Seite und der betroffene Arm wird mittels eines Schulterhalters in Abduktion und leichte Anteversion gebracht (**Abb. 2a–d**).

Durch diese Positionierung ist es neben dem Operateur auch der Assistenz und der Schwester möglich den Monitor vollständig einzusehen, was eine verbesserte Zusammenarbeit des Operationsteams zur Folge hat und den Operationsablauf beschleunigt.

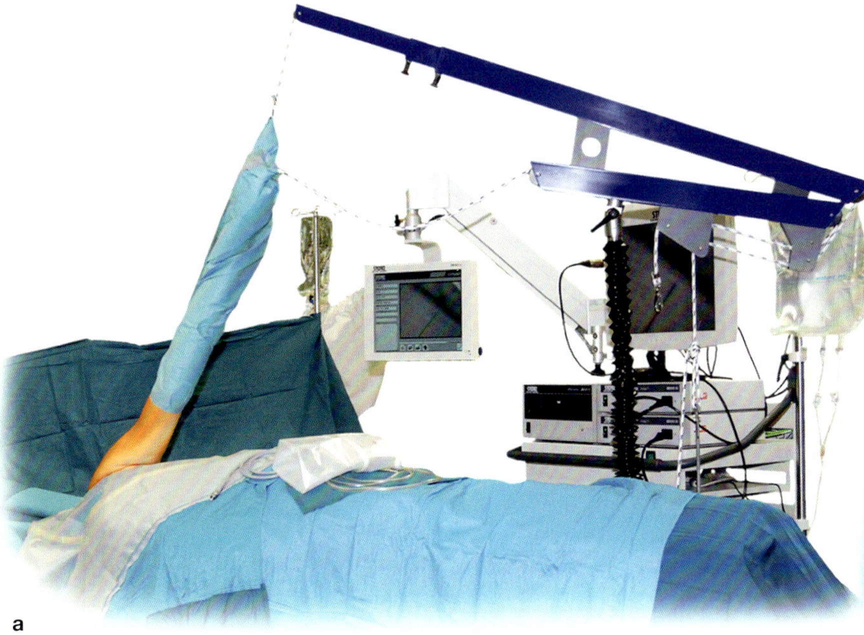

a

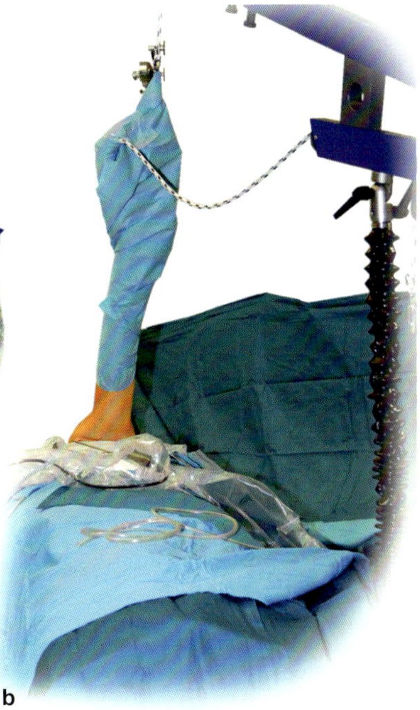

b

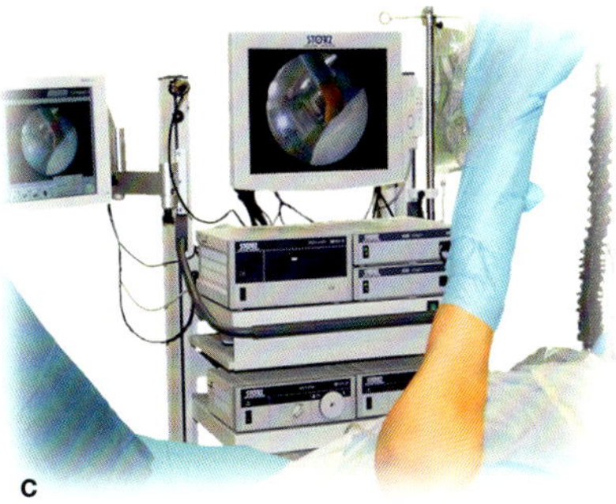

c

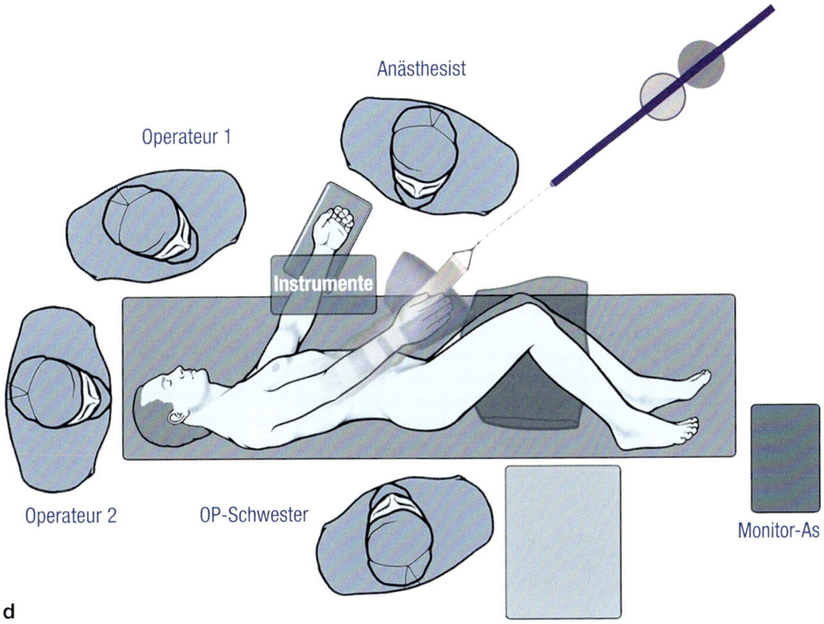

d

◀ **Abb. 2a–d**
Unterschiedliche Ansichten und schematische Darstellung der Seitenlagerung nach steriler Abdeckung.

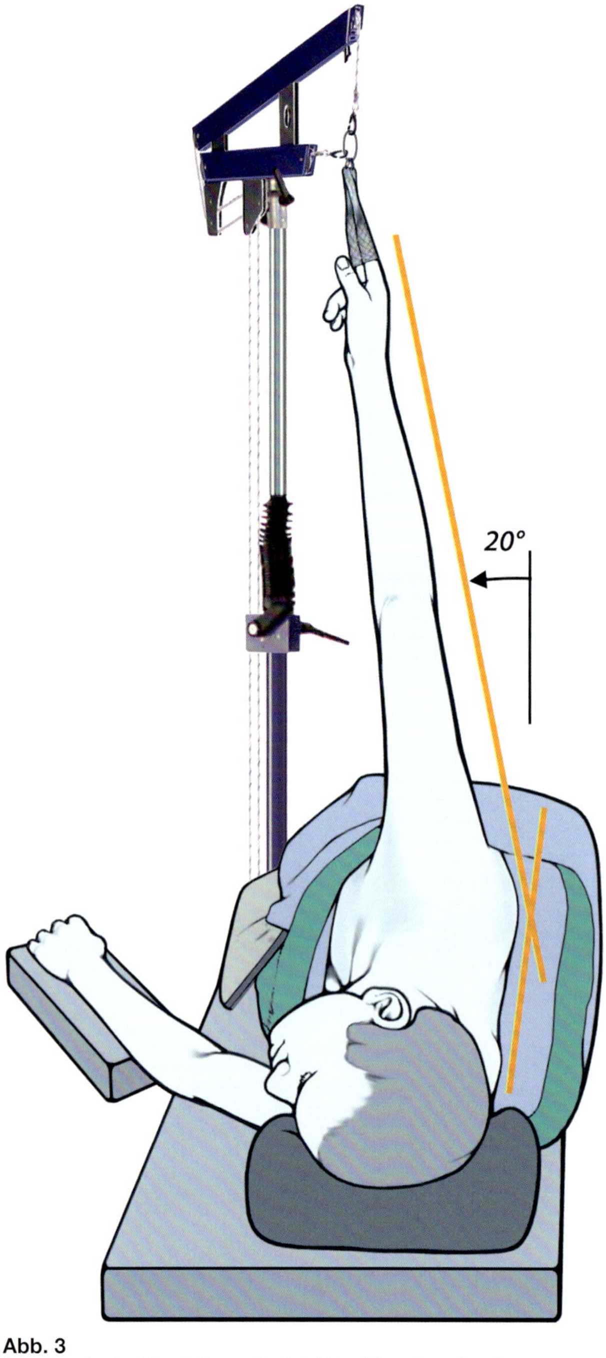

Abb. 3
Schematische Darstellung der leichten Elevation des Arms.

Vorgehen

- Lagern des Patienten am Rücken auf einer Vakuummatratze (80 x 150 cm), die von der Trochanterregion bis zur Scapulaspitze reicht.
- Narkotisieren des Patienten.
- Drehen des Patienten auf die gesunde Seite.
- Leichte Dorsalkippung des Oberkörpers (**Abb. 3**).
- Den Kopf bis an den Rand des Kopfteiles legen.
- Anmodellieren der Vakuummatratze und Absaugen (**Abb. 4**).
- Sicherung der Lagerung mit einem zusätzlichen Sicherungsgurt.
- Unterlegen eines Gelkissens zur Prophylaxe von Lagerungsschäden (N. peronaeus) im Kniebereich.
- Anlegen von Mädchenfängern an den Fingern 1 und 2 oder 2 und 4 und Befestigen des Armes am Schulterhalterungssystem; Zug von 4 kg am Arm (**Abb. 5**).
- Steriles Waschen und Abdecken (**Abb. 6a, b**).

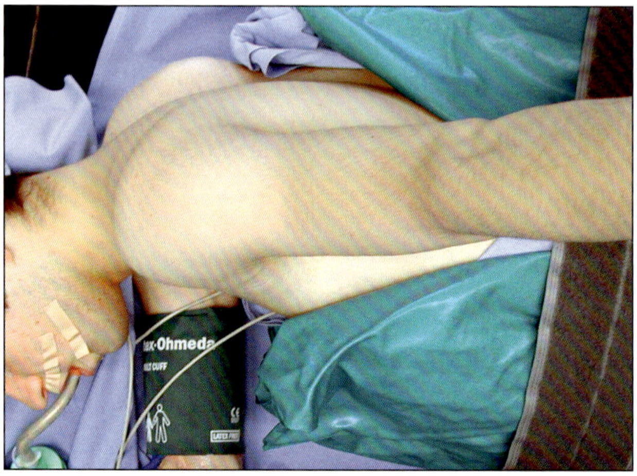

Abb. 4
Vakuummatratze mit Sicherungsgurt.

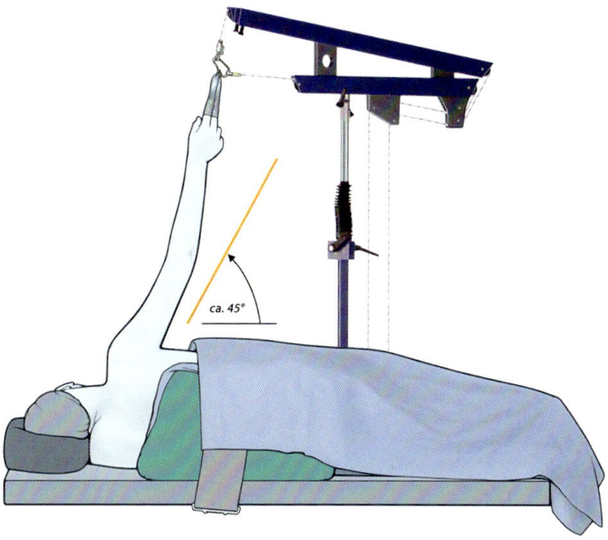

Abb. 5 ▶
Schematische Darstellung der Abduktion und Fixation des Arms in Seitenlage.

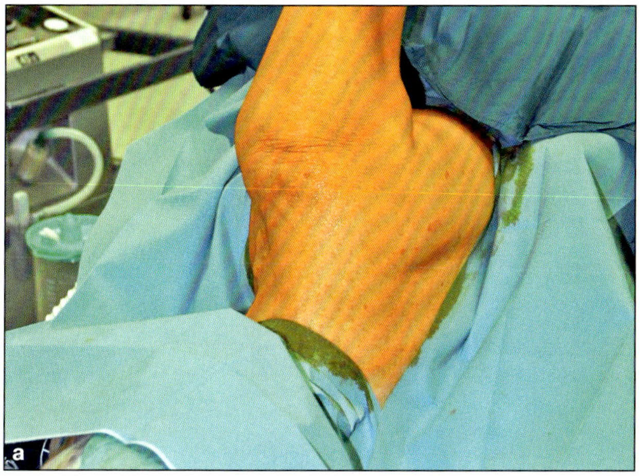

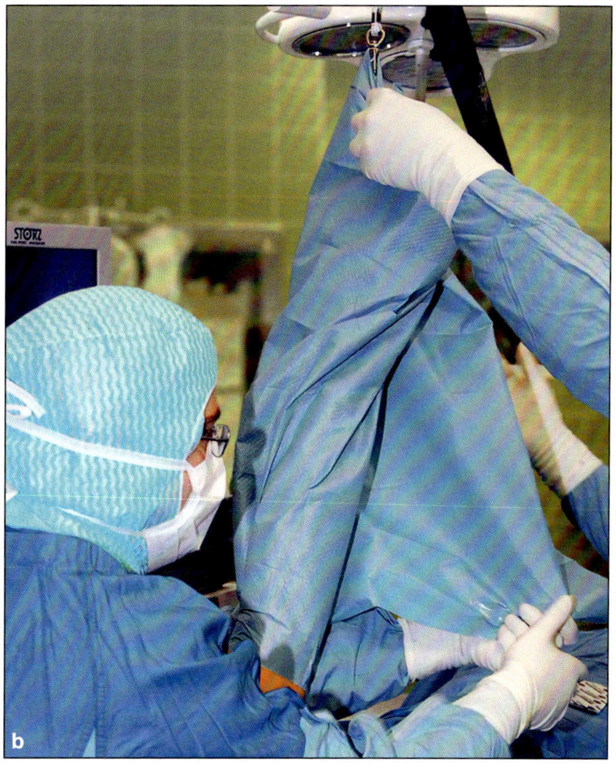

Abb. 6a, b
Sterile Abdeckung des Schultergelenkes.

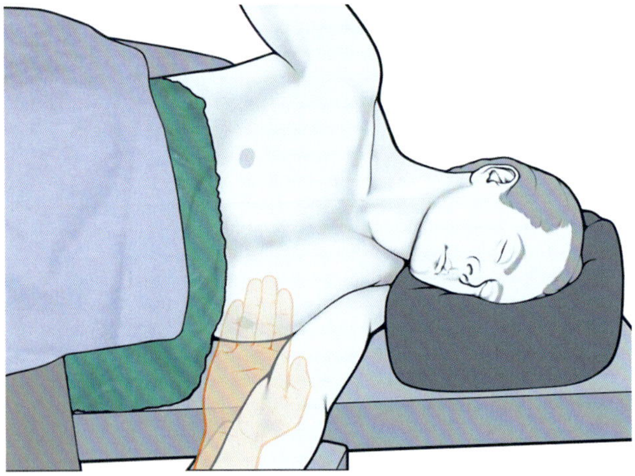

Abb. 7
Kontrolle der freien Axilla zur Prophylaxe von Lagerungsschäden im Bereich des Plexus brachialis.

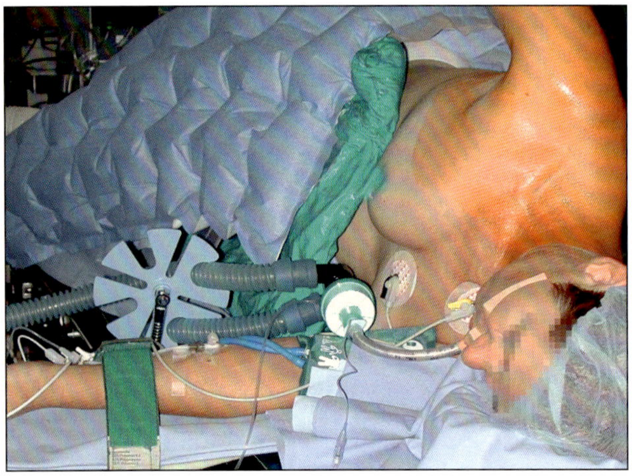

Abb. 8
Anästhesieschläuche und Positionierung des Kopfes in Seitenlage vor steriler Abdeckung.

Hinweis

- Achten Sie immer darauf, dass Sie problemlos eine Handbreite in die Axilla der Schulter, auf der der Patient liegt, einführen können. Dadurch werden Druckschäden des Plexus brachialis vermieden (**Abb. 7**).
- Der Absaugstutzen der Vakuummatratze sollte auf der vorderen fußnahen Seite angelegt sein, um so das Ablassen des Vakuums zu erleichtern. Die Vakuummatratze soll nie über das Niveau der Thoraxwand vorstehen, da sonst die Adduktion des Armes behindert sein kann (**Abb. 8**).

Die Abduktion und Anteversion können bei dieser Lagerung, gemäß den Anforderungen des Operateurs oder der Operationstechnik, beliebig verändert oder gehalten werden. Üblicherweise werden ca. 4–5 kg Extensionsgewicht am Arm angelegt. Bei höherer Zugkraft kann es zu Schäden des Plexus brachialis kommen. In speziellen Fällen kann durch zusätzlichen Lateralzug mehr Raum im Gelenk geschaffen werden.

Vorteile der Seitenlagerung

- Die Seitenlagerung ermöglicht ergonomisches Operieren am Schultergelenk.
- Die Assistenz kann vollwertig in operative Techniken einbezogen werden.
- Operateur und Assistenzen können um die zu operierende Schulter positioniert werden.
- Leichte Kopftieflagerung möglich – dadurch kann der Blutdruck tiefer gehalten werden.
- Positionierung des Anästhesisten fernab des Operationsgebietes (siehe **Abb. 2d,** S. 3).

3.0 Beach-Chair-Lagerung

Bei dieser Lagerungsform wird der Patient in eine halbsitzende Liegestuhlposition gebracht und dann so weit vertikal aufgerichtet wie möglich (**Abb. 9**).

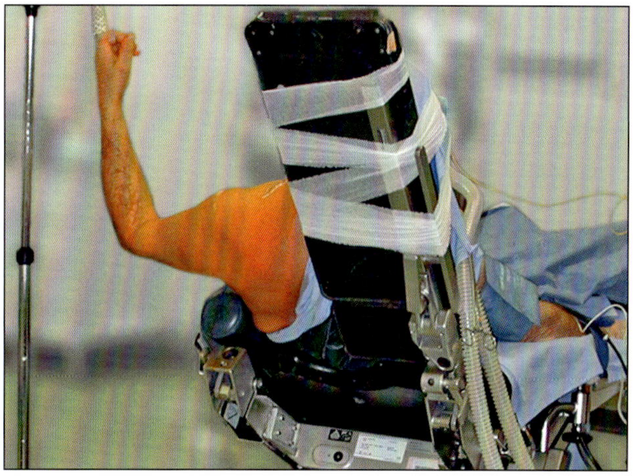

Abb. 9
Beach-Chair-Lagerung vor steriler Abdeckung.

Vorgehen

- Lagern des Patienten auf einem umgekehrten Operationstisch – Kopf am Fußteil.
- Fixieren des Kopfes auf einem Fußteil mittels elastischer Binde.
- Abklappen des zweiten Fußteiles und Aufsetzen des Patienten.
- Anlegen von Mädchenfängern an den Fingern 2–4 und Befestigen des Armes an einem Infusionsständer.
- Abklappen eines Fußteiles auf der zu operierenden Seite.
- Steriles Waschen.
- Entfernen der Mädchenfänger und Abdecken.

Durch das Abklappen eines Fußteils ist die Schulter vollständig zugänglich. Diese Lagerung hat den Nachteil, dass der Zugang zum Gelenk nicht so ergonomisch möglich ist, und die Assistenz nicht in einem erweiterten Sinne operativ tätig werden kann.

Dafür bleibt der Arm vollkommen beweglich, etwaige Zugverletzungen sind unwahrscheinlicher und das Umsteigen auf ein offenes Verfahren ist wesentlich leichter (**Abb. 10**).

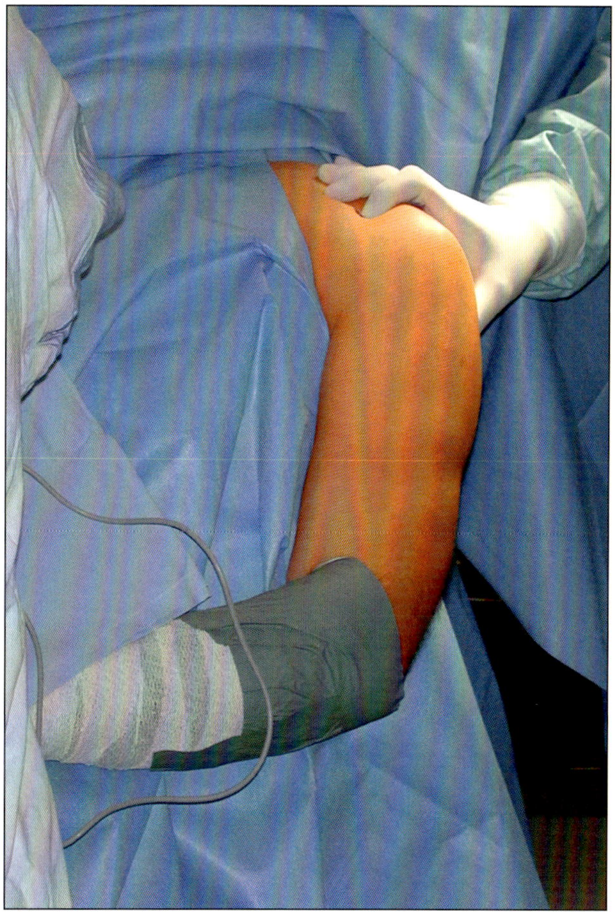

Abb. 10
Beach-Chair-Lagerung nach steriler Abdeckung.

Vor- und Nachteile der Lagerungsformen
Seitenlagerung vs. Beach-Chair-Lagerung

	Beach-Chair	Seitenlagerung
Verfahrenswechsel (zu offen)	+	–
Ergonomie	–	+
Einblick → Gelenk	(+)	+
Einblick → subakromial	+	+
Orientierung intraartikulär	–	+
Orientierung subakromial	+	–

Operative Zugänge

1.0 Einleitung

Für die optimale arthroskopische Visualisierung des Schultergelenks ist die adäquate Platzierung der arthroskopischen Zugänge von entscheidender Bedeutung. Die Positionierung von weiteren Portalen ist an die Lokalisation des dorsal gelegenen Standardzugangs für das Arthroskop gebunden. Eine Fehlplatzierung der Portale birgt hierbei nicht nur das Risiko anatomische Leitstrukturen zu verletzen, sondern kann einen Abbruch des Eingriffs in solchen Fällen erforderlich machen, bei denen nicht mehr alle Gelenkanteile einsehbar sind.
Unter Palpation der knöchernen Strukturen gelingt es das Arthroskop optimal auszurichten und anatomisch korrekt in den Zugang einzubringen.
Durch das Anzeichnen der knöchernen Leitstrukturen mit einem sterilen Hautmarkierungsstift kann die anatomische Orientierung während des gesamten Eingriffs auch dann sichergestellt werden, wenn die Weichteile durch die aus den Portalen austretende Spülflüssigkeit aufgeschwemmt sind.
Die Hautmarkierungen erleichtern die intraoperative Orientierung (**Abb. 1a–c**) und dienen dazu die anatomischen Bezugspunkte während der Operation sicher zu erhalten.

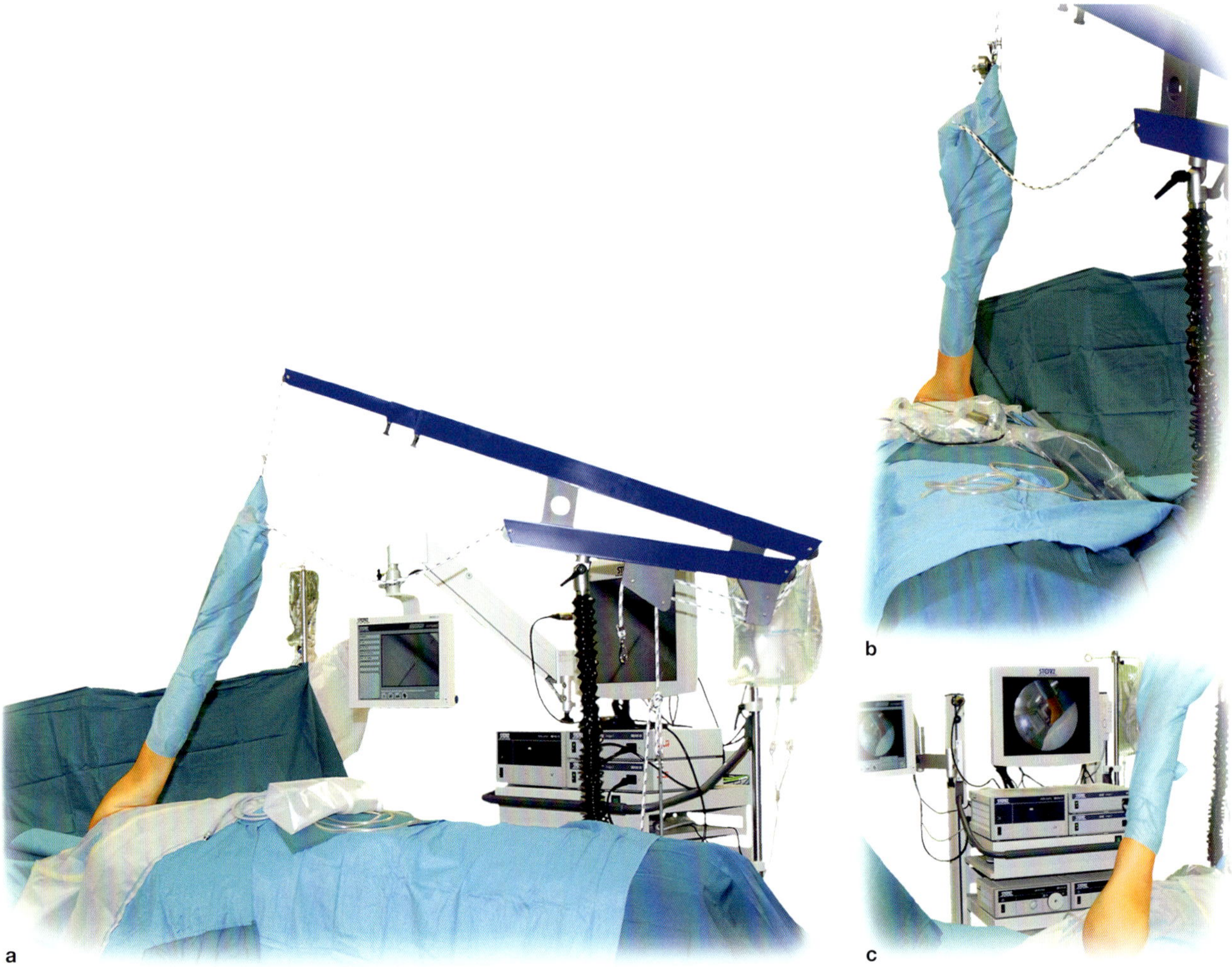

a b c

Abb. 1a–c
Präoperativer Aufbau für die Schulterarthroskopie in Seitenlagerung.

Anatomische Leitstrukturen

- laterale Klavikula
- Akromioklavikulargelenk
- Akromion (zumeist das dorsolaterale Akromioneck)
- Processus coracoideus
- Spina scapulae

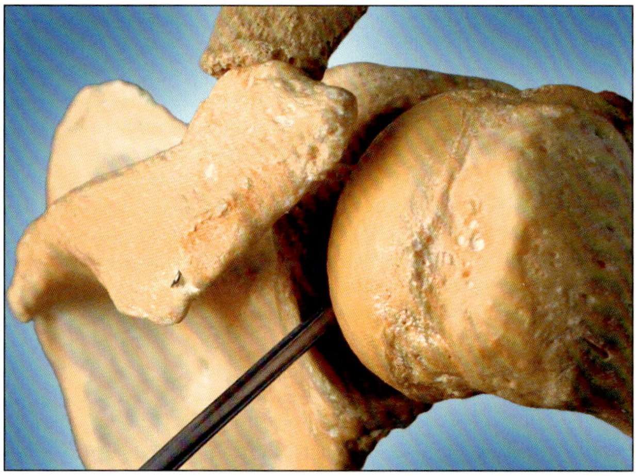

Abb. 2
Knochenmodell des humanen Schultergelenks mit anatomischen Leitstrukturen.

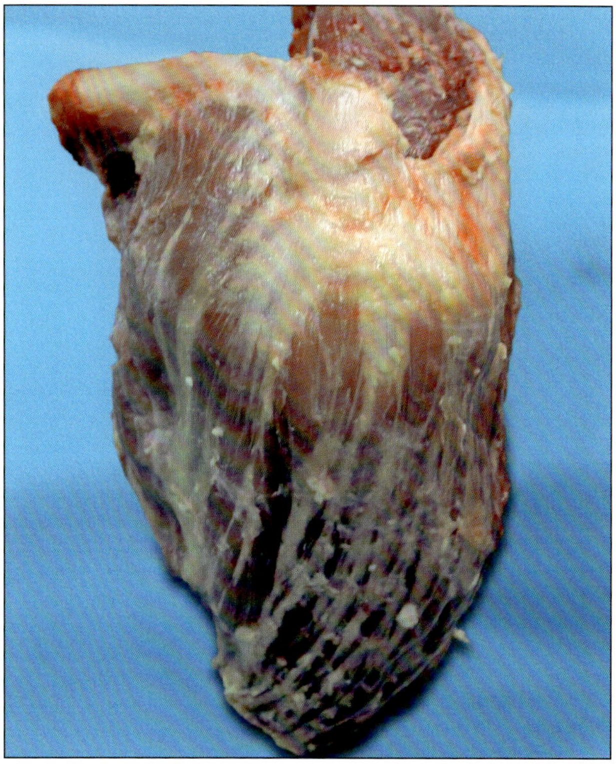

Abb. 3a
Anatomisches Humanpräparat mit intaktem M. deltoideus.

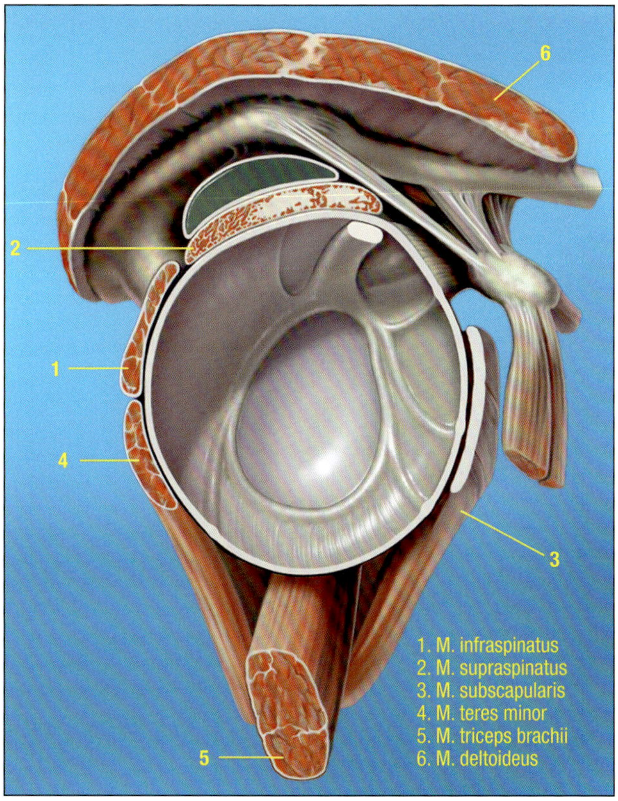

Abb. 3b
Schematisch-anatomische Darstellung des Subakromialraums mit subakromialer Bursa (**grün**).

2.0 Anatomie

Das Schultergelenk wird vom M. deltoideus umhüllt, der ventral aus der lateralen Klavikulahälfte, lateral aus dem lateralen Akromion und dorsal aus der Spina scapulae entspringt. Der Muskel setzt an der Tuberositas deltoidea des Humerus an.

Das Einbringen ventraler, lateraler und dorsaler Portale muss somit stets transmuskulär durch den Deltamuskel erfolgen (**Abb. 3a–c**).

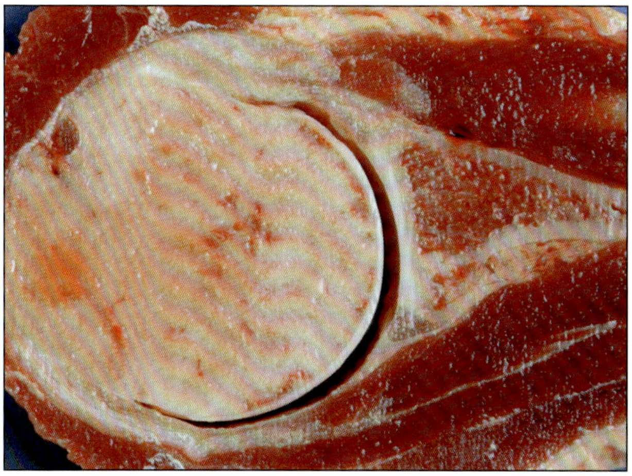

Abb. 3c
Axialer Schnitt durch ein Humanpräparat.

Der M. deltoideus wird vom N. axillaris innerviert. Die A. circumflexa humeri posterior begleitet den N. axillaris auf seinem Verlauf durch die laterale Achsellücke. Zur Vermeidung iatrogener Verletzungen beim dorsalen Zugang müssen diese topographischen Lagebeziehungen unbedingt berücksichtigt werden (**Abb. 4a–c**).

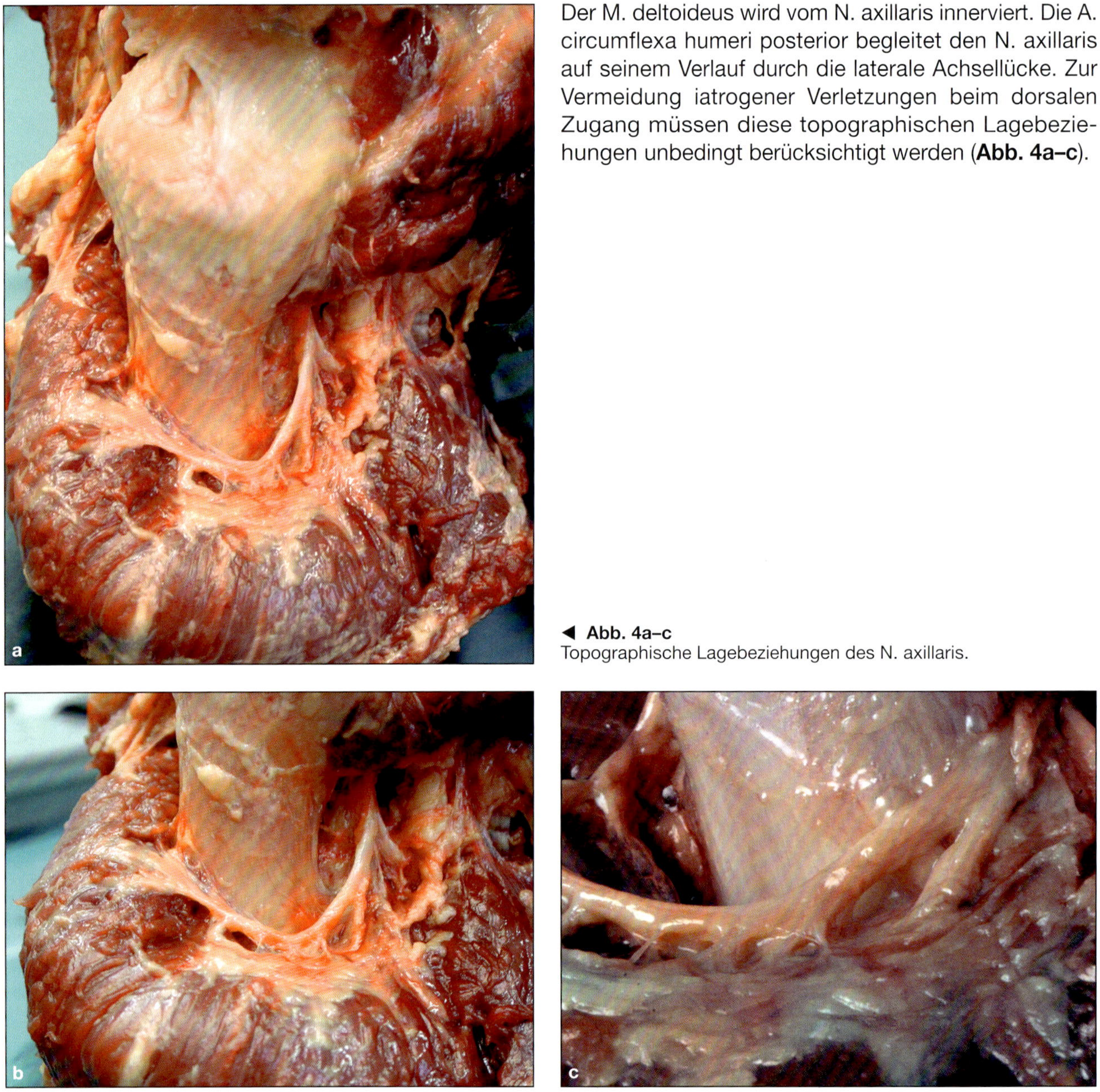

◀ **Abb. 4a–c**
Topographische Lagebeziehungen des N. axillaris.

3.0 Zugänge zum Glenohumeralgelenk

Der arthroskopische Zugang zum Glenohumeralgelenk erfolgt von ventral, dorsal und/oder kranial. *Andrews* beschrieb den derzeit am häufigsten zur Anwendung kommenden dorsalen Zugang, der sich nach Palpation des sogenannten Soft-Spot erschließt. Der mediale dorsale Zugang nach *Wolf* liegt kaudal des traditionellen dorsalen Zugangsweges. Das von *Neviaser* beschriebene Portal wird transmuskulär durch die Mm. trapezius et supraspinatus eingebracht. Es wurden die verschiedensten ventralen Portale beschrieben, deren Position sich jeweils an den Anforderungen des durchzuführenden Eingriffs orientiert. Hierbei handelt es sich u.a. um das zuerst von *Caspari*[3] beschriebene hohe ventrale Portal, das mediale ventrale Portal nach *Andrews*[1,2], das mediale ventrale Portal nach *Snyder* sowie das kaudale Portal nach *Wolf*[4].

3.1 Dorsaler Zugang

In der Schulterarthroskopie wird der dorsale Zugang am häufigsten gewählt. Er bietet die fast vollständige Visualisierung des Schultergelenks. Zum Anlegen dieses Portals wurden die verschiedensten Vorgehensweisen und Lokalisationen beschrieben, die sich ausnahmslos am dorsolateralen Akromionrand orientieren.[1,2,5]

Zwecks optimaler Bewegungsfreiheit und guter Visualisierung des Gelenks sollte das Arthroskop, wenn irgend möglich, absolut parallel zum Glenoid eingeführt werden (**Abb. 5a–c**).

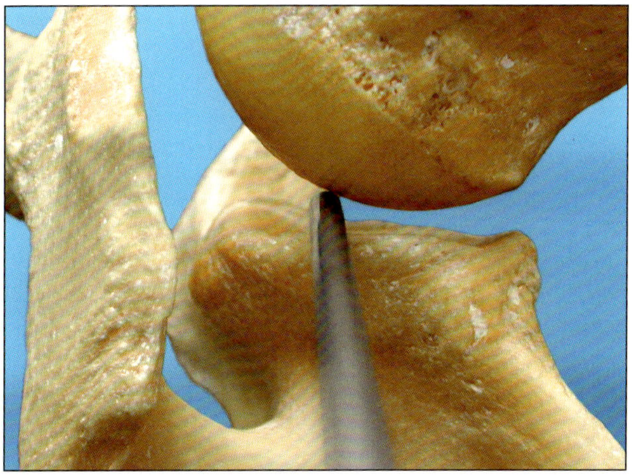

Abb. 5a
Ansicht auf die Glenoidebene von dorsal mit Darstellung der anatomischen Leitstrukturen.

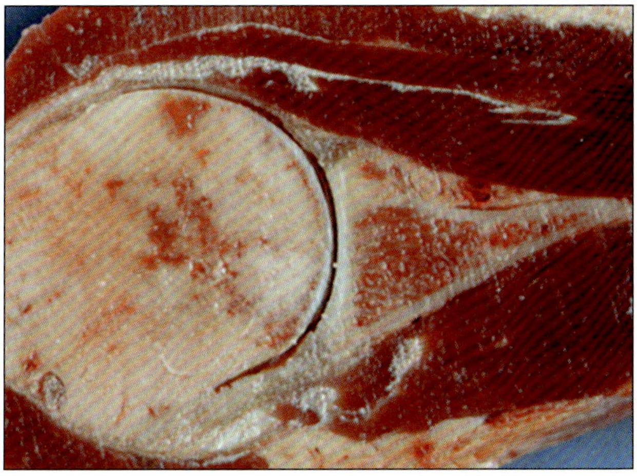

Abb. 5b
Axialschnitt durch ein anatomisches Humanpräparat in der Glenoidebene.

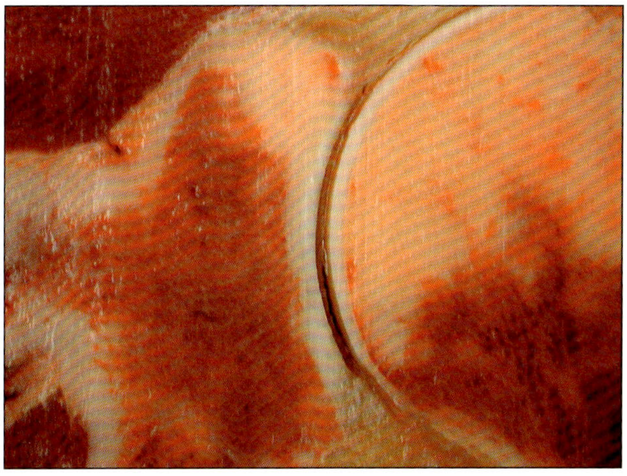

Abb. 5c
Koronalschnitt durch ein anatomisches Humanpräparat.

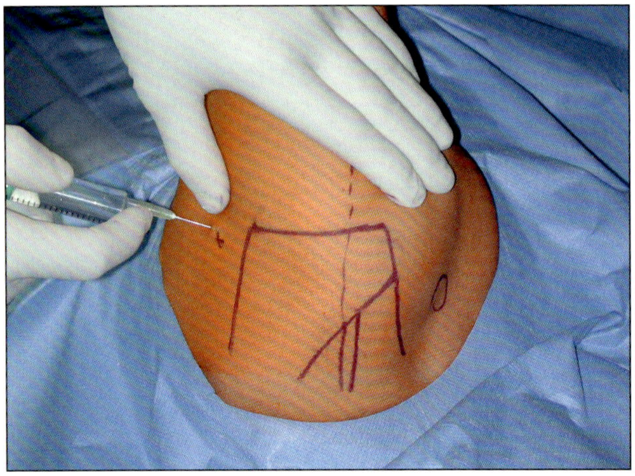

Abb. 6a
Vorbereitende Instillation von Ringer-Laktatlösung in das Glenohumeralgelenk.

3.1.1 Vorbereitende Instillation von Flüssigkeit in das Glenohumeralgelenk

Das Auffüllen des Gelenks mit Ringer-Laktatlösung vor dem Einbringen des Arthroskops wird in der Literatur kontrovers diskutiert. Einerseits ist das Risiko iatrogener Knorpelverletzungen durch die Kanülenspitze gegeben, andererseits kann das Einbringen des Trokars dadurch erschwert werden, dass die Gelenkkapsel zuvor nicht dilatiert wurde. Nachdem wir bei den ersten 200 Schulterarthroskopien das Gelenk noch mit Ringerlaktatlösung aufgefüllt hatten, verzichten wir aufgrund der gewonnenen Erfahrung seitdem auf die initiale Flüssigkeitsinstillation.

Bei der Arthroskopie einer sehr straffen Gelenkkapsel kann das vorherige Auffüllen des Gelenks mit Flüssigkeit dem erfahrenen Operateur das Einbringen erleichtern (**Abb. 6a**).

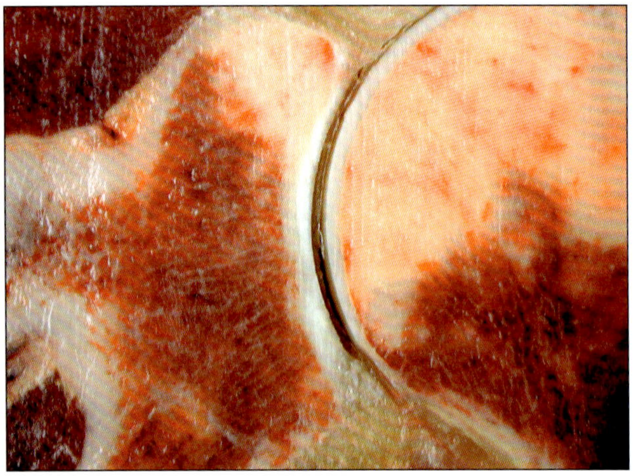

Abb. 6b
Koronarschnitt durch ein Humanpräparat mit Darstellung der Mm. infraspinatus und teres minor.

3.1.2 Lokalisation des Zugangs

Der Zugang erfolgt etwa 1–2 cm medial des lateralen Akromionrandes und ca. 1–2 cm kaudal des dorsolateralen Akromionecks. Diese groben Angaben zum Abstand von den Landmarken erleichtern das Aufsuchen des sogenannten „Soft Spot" zwischen den Mm. infraspinatus et teres minor, die dorsal in der Gelenkebene durch Palpation identifiziert werden können (**Abb. 6b**).

An der relaxierten Schulter ist die Gelenkebene gut abgrenzbar, indem man leichten Druck auf den Oberarmkopf ausübt und ihn dabei vor- und zurück verschiebt (**Abb. 7, 8**).

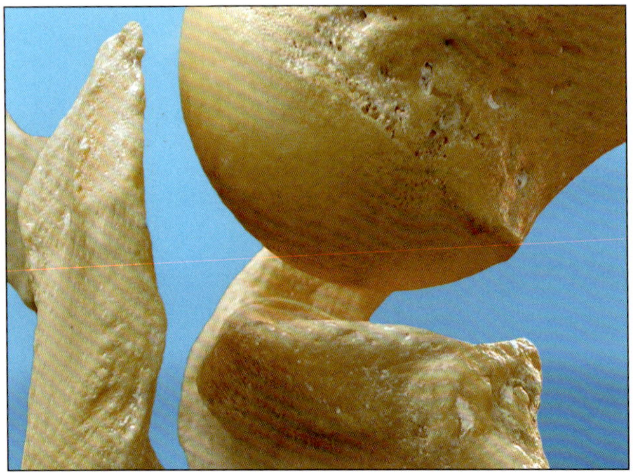

Abb. 7
Knochenmodell von dorsal mit Blick auf den Processus coracoideus.

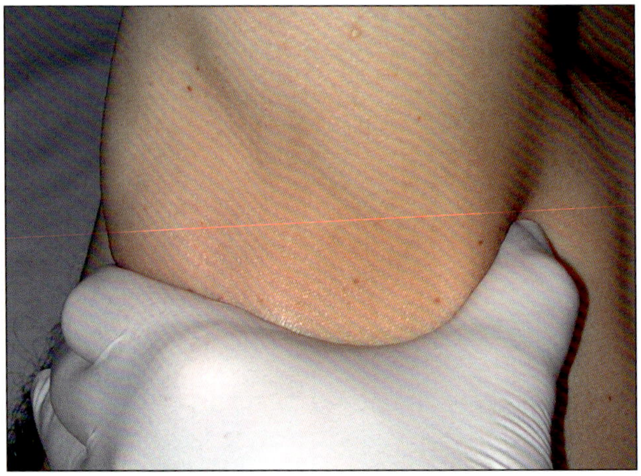

Abb. 8
Palpation der Glenoidebene.

Nach Aufsuchen des „Soft Spot“ wird die Arbeitskanüle unter Ausrichtung auf den Pr. coracoideus durch das dorsale Portal eingeführt (**Abb. 9**).

Nach Passage der Gewebeschicht zwischen M. teres minor und M. infraspinatus leistet die Gelenkkapsel einen deutlichen, von Patient zu Patient unterschiedlich starken Widerstand. Durch sanften Druck auf die Arbeitskanüle wird die Gelenkkapsel penetriert (**Abb. 10**).

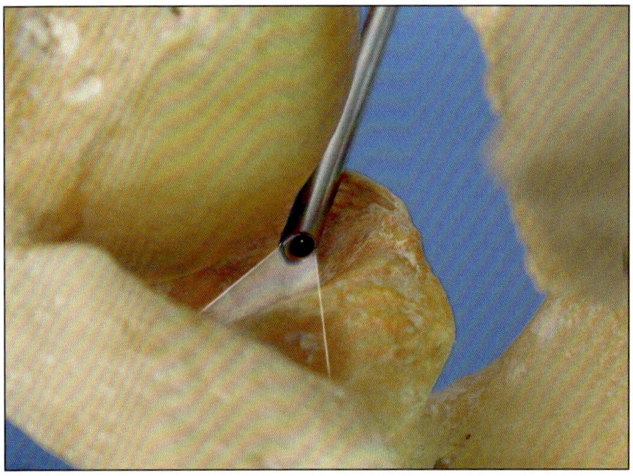

Abb. 9
Blick in das Knochenmodell von ventral. Die durch das dorsale Portal eingebrachte Optik ist auf den Bereich der Bizepsinsertion gerichtet.

Warnung:
Bei Fehlplatzierung des Portals und/oder falscher Ausrichtung der Arbeitskanüle besteht ein Verletzungsrisiko für Humeruskopf, Glenoid sowie das umgebende Weichteilgewebe. Ist beim Einbringen der Arbeitskanüle in das Gelenk ein unerwartet starker Widerstand zu spüren, sollte die Lage der Leitstrukturen verifiziert werden, um iatrogene Läsionen zu verhindern.
Durch leichten Gegendruck mit der nicht dominanten Hand von ventral auf den Humeruskopf wird dem Druck der Trokarspitze entgegengewirkt, was den Zugang erleichtert.

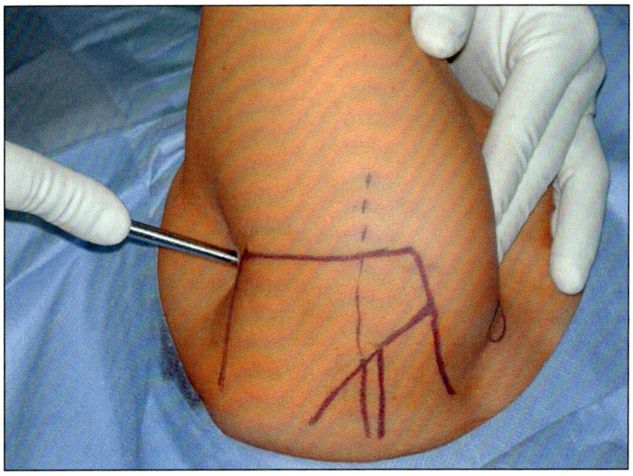

Abb. 10
Dorsaler Zugang mit Zielrichtung Processus coracoideus.

Nach Penetration der Gelenkkapsel wird der Obturator entfernt und das Arthroskop mit angeschlossener Kamera in die in situ verbliebene Arbeitskanüle eingeführt.

Sobald das Schultergelenk mit Flüssigkeit gefüllt ist, sollte die adäquate intraartikuläre Lage des Arthroskops durch Visualisierung über den Videomonitor bestätigt werden (**Abb. 11**).

Falls nach dem Einbringen des Arthroskops die videoendoskopische Darstellung unbefriedigend ist, sollten Sie die folgenden Punkte prüfen:

- Fehlplatzierung des Arthroskops.
- Kontrolle des Fülldrucks der Arthroskopie-Pumpe.
- Die Arthroskopspitze wurde zu weit eingeführt und berührt ventral die Gelenkkapsel.

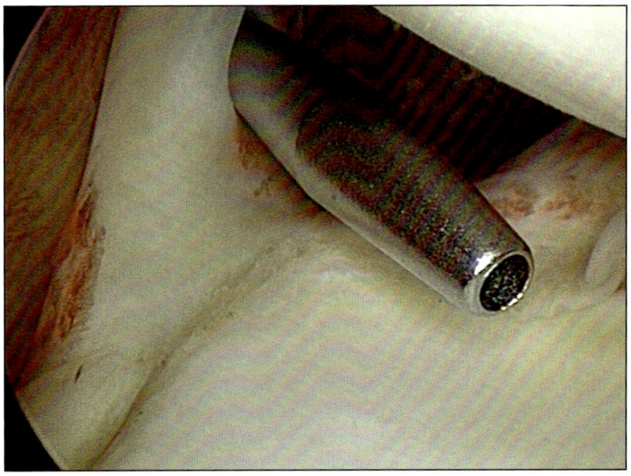

Abb. 11
Intraartikuläre endoskopische Aufnahme von dorsal mit Darstellung von Bizepsinsertion, Oberarmkopf und Glenoid.

3.1.3 Anatomische Risiken

Standardmäßig wird der dorsale Zugang für das erste Portal gewählt, da er am sichersten ist. Nach *Andrews* sind die Abstände zu potentiell gefährdeten neurovaskulären Strukturen wie folgt:

- 2–4 cm bis zum N. axillaris
- 2–4 cm bis zur A. circumflexa humeri posterior
- 2–3 cm bis zum N. suprascapularis

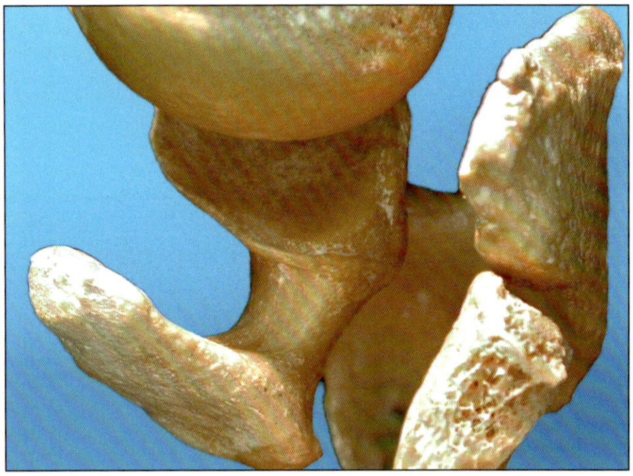

Abb. 12
Die Frontalansicht auf ein Knochenmodell von anterior zeigt den anatomischen Bereich, den der Operateur bei der Anlage ventraler Zugänge vorfindet.

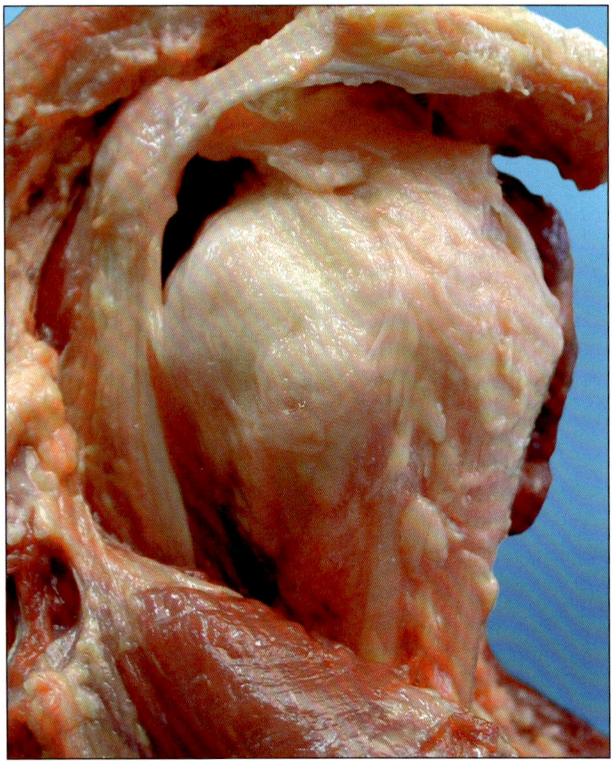

Abb. 13a
Humanpräparat mit abgelöstem M. deltoideus.

3.2 Ventrale Zugänge

Der ventrale Zugangsweg gliedert sich in antero-superiore und antero-inferiore Portale, die auf unterschiedliche Weise angelegt werden können:

- Von innen nach außen (engl. *inside-out*)
- Von außen nach innen (engl. *outside-in*)

Outside-in-Technik

Bei der Outside-in-Technik erfolgt sowohl der antero-superiore als auch der antero-inferiore Zugang von außen (engl. *outside*) unter videoarthroskopischer Kontrolle (**Abb. 12**).

3.2.1 Antero-superiorer Zugang

Inside-out-Technik

Diese Vorgehensweise ist bei diesem Zugang nicht möglich.

Outside-in-Technik

Die exakte anatomische Position des ventralen Zugangs hängt direkt von dem initial angelegten dorsalen Portal ab. Hierbei sind Faktoren wie Patientenlagerung, Grad der Abduktion und Flexion des Armes sowie die Lokalisation des Hautschnittes für den ventralen Zugang von zentraler Bedeutung. *Matthews et al.* konnten den Nachweis erbringen, dass die neurovaskulären Strukturen keinem Risiko ausgesetzt sind, solange sich der ventrale Zugang supero-lateral des Processus coracoideus befindet[7] (**Abb. 13a**).

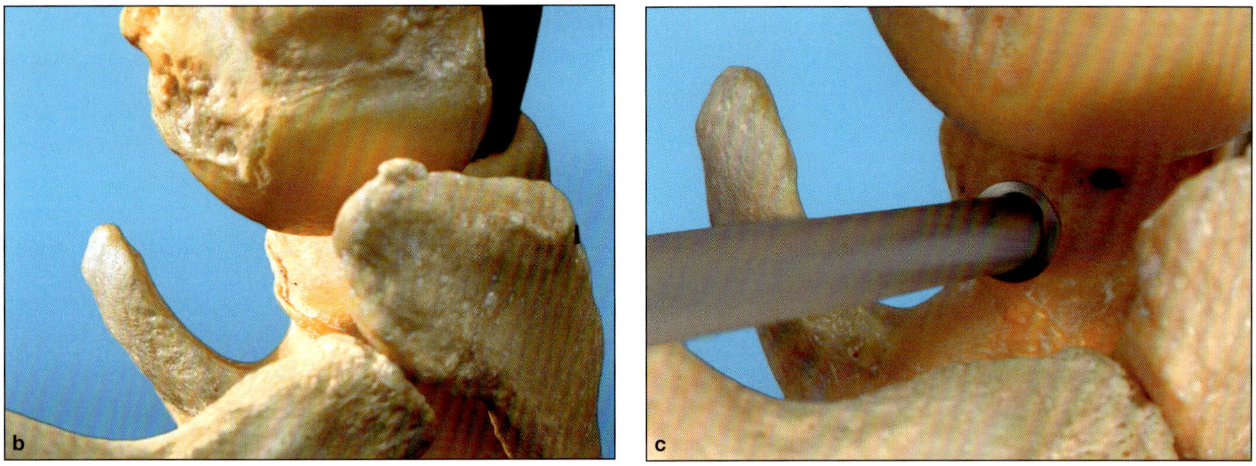

Abb. 13b, c
Vorderansicht eines Knochenmodells von superior. Die Arbeitskanüle ist antero-superior lokalisiert.

Der antero-superiore Zugang befindet sich ca. 1–2 cm ventral des Akromioklavikulargelenks und kaudal der Sehne des langen Bizepskopfes (**Abb. 13b–e**).

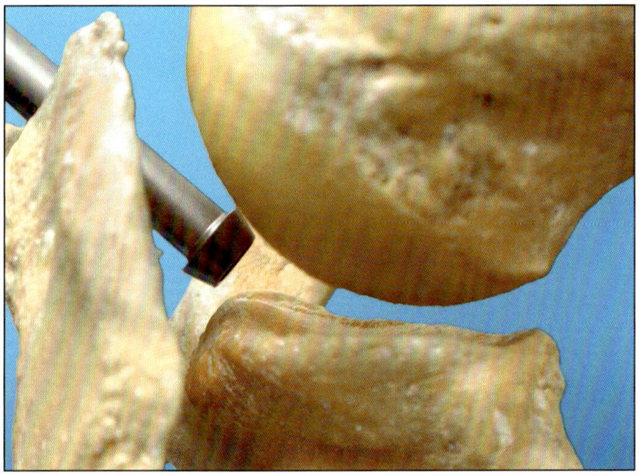

Abb. 13d
Blick von dorsal auf ein Knochenmodell. Die Arbeitskanüle befindet sich im antero-superioren Portal.

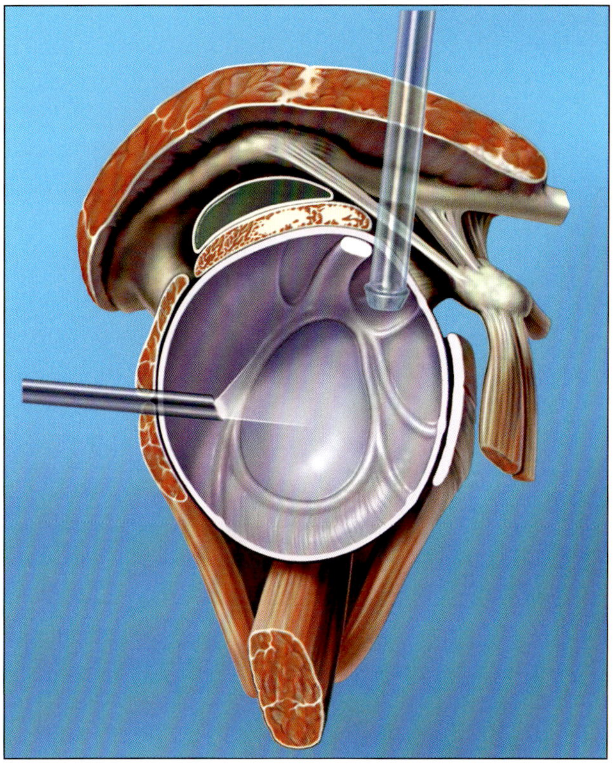

Abb. 13e
Schematische Darstellung des antero-superioren Portals.

3.2.2 Antero-inferiorer Zugang

Inside-out-Technik

Dieser Zugang liegt oberhalb der Subskapularissehne. Die optimale Position des Zugangs hängt direkt von dem zuvor angelegten dorsalen Portal ab.

Zunächst wird das Arthroskop unter videoendoskopischer Kontrolle auf die zuvor definierte Durchtrittsstelle durch die Gelenkkapsel gerichtet, dann die Kamera entfernt und durch einen Wechselstab ersetzt, wobei der Arthroskopschaft in situ verbleibt.

Der Wechselstab n. *Wissinger* (nach *H. Andrew Wissinger* MD, Pittsburgh, USA) wird nun durch die Kapsel und den Weichteilmantel bis in die Subkutis vorgeschoben, wo direkt über der Stabspitze eine Hautinzision mit dem Skalpell gesetzt wird[7] (**Abb. 14a, b**). Der antero-inferiore Arthroskopschaft kann dann über den Wechselstab in das Gelenkinnere vorgeschoben werden (**Abb. 14c**). Die korrekte intraartikuläre Position des Arthroskopschaftes kann in dieser Situation nicht sicher beurteilt werden, weshalb sich das folgende Vorgehen empfiehlt:

Hinweis:
Wenn die antero-inferiore Arbeitskanüle mit der zuvor beschriebenen Technik eingebracht ist, wird der Wechselstab mit Hilfe des Trokars durch das dorsale Portal eingeführt bis die Stabspitze intraartikulär zu liegen kommt. Der Wechselstab wird nun von ventral geringfügig weiter in den Gelenkraum vorgeschoben, während die Optik mit angeschlossener Kamera erneut durch den dorsalen Arthroskopschaft – der zuvor um ca. 1 cm zurückgezogen wurde – eingebracht wird, um die Lage der antero-inferioren Arbeitskanüle zu kontrollieren; deren Position kann gegebenenfalls mit dem in situ befindlichen Wechselstab korrigiert werden. Nach korrekter Platzierung der Arbeitskanüle wird der Wechselstab aus dem Gelenk entfernt.

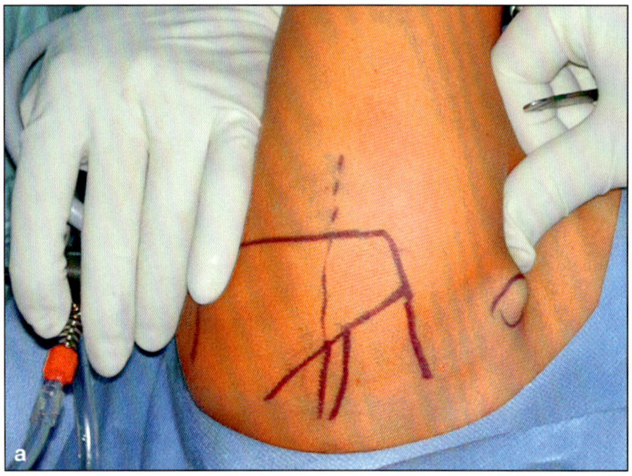

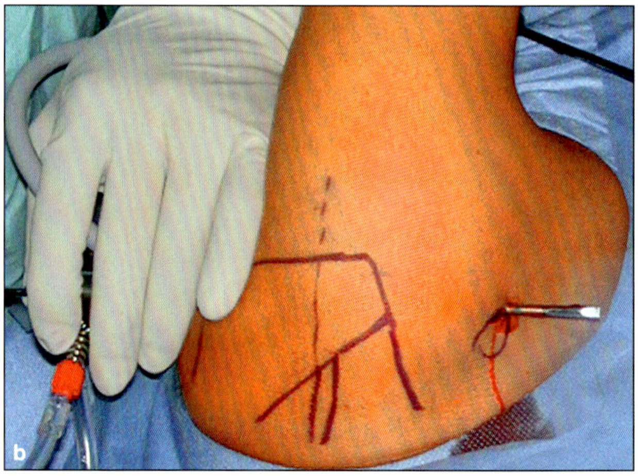

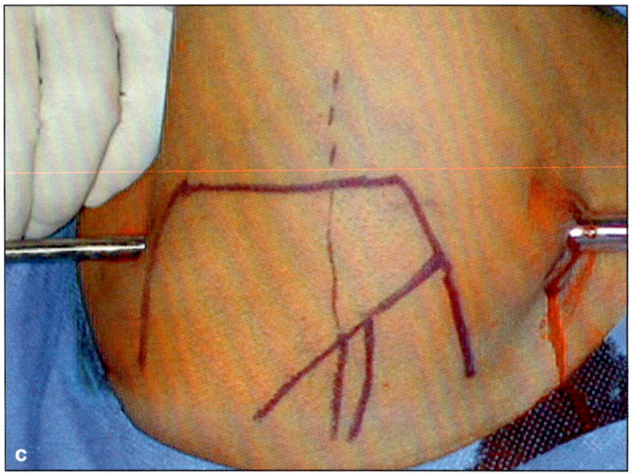

◀ **Abb. 14a–c**
2-Portal-Technik mit Hilfe des Wechselstabs.

Outside-in-Technik

Dieses Portal liegt unmittelbar lateral des Processus coracoideus.[1,2] Es wird exakt oberhalb der Subskapularissehne angelegt (**Abb. 15a, b**).

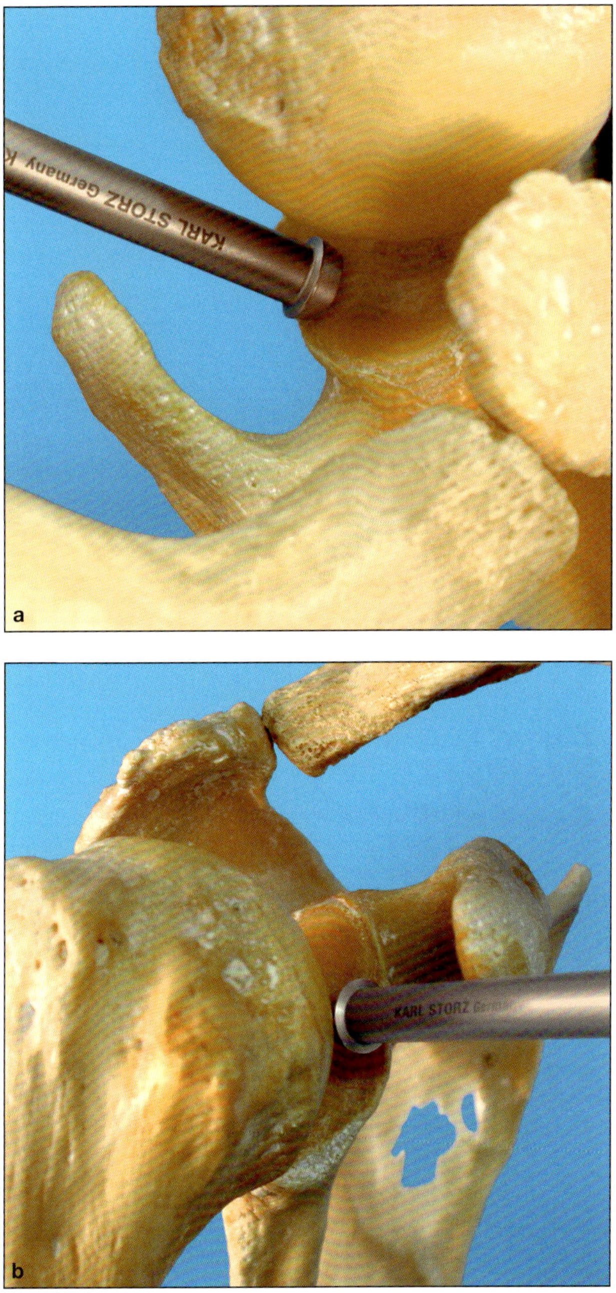

Abb. 15a, b ▶
Frontalansicht auf ein Knochenmodell von anterior; die Arbeitskanüle weist in Richtung des antero-inferioren Portals.

Technik

Zur Anwendung kommt das **SPS** – **S**ecure **P**ortal **S**ystem™ (KARL STORZ, Tuttlingen; **Abb. 16a, b**). Mit diesem System lassen sich Lage und Richtung der Zugangswege optimal steuern:

1. Eine 1,5 mm-Positionierungsnadel wird perkutan in das Gelenk eingeführt. Die Position kann korrigiert werden bis die Nadel am gewünschten Punkt und mit der korrekten Ausrichtung die Kapsel perforiert.
2. Der Obturator wird aus der Positionierungsnadel entfernt.
3. Ein 1 mm-Kirschnerdraht wird durch die Positionierungsnadel in das Gelenk eingeführt.
4. Die Nadel wird aus dem Gelenk entfernt.
5. Hautinzision.
6. Ein kanülierter Dilatator wird entlang des Kirschnerdrahtes in das Gelenk eingeführt.
7. Die Arbeitskanüle wird entlang des Dilatators vorangeschoben (**Abb. 16c–h**).

Mit dem **SPS** – **S**ecure **P**ortal **S**ystem™ gelingt der Zugang zum Schultergelenk ausschließlich durch Dilatation von Weichteilgewebe und ohne iatrogene Traumatisierung.

Die Positionierung erfolgt unter arthroskopischer Kontrolle, was für einen optimalen, passgenauen Sitz der abschließend eingebrachten Arbeitskanüle sorgt.

Komplikationen

Gefährdete neuronale Strukturen sind der Plexus axillaris und der N. musculocutaneus. Um die Gefährdungsrisiken für diese Nerven wie auch des Plexus brachialis zu minimieren, empfiehlt es sich die nachstehende Vorgehensweise einzuhalten:

Portale dürfen **niemals** medial des Processus coracoideus liegen!

Bei speziellen Indikationen können auch andere Zugangswege angezeigt sein, die jedoch stets unter sorgfältigster Schonung der oben genannten Strukturen und nur von einem in der arthroskopisch gestützten Schulterchirurgie erfahrenen Operateur angelegt werden sollten.

Iatrogene Verletzungen von neuronalen Strukturen beim Anlegen ventraler Zugänge können vermieden werden.

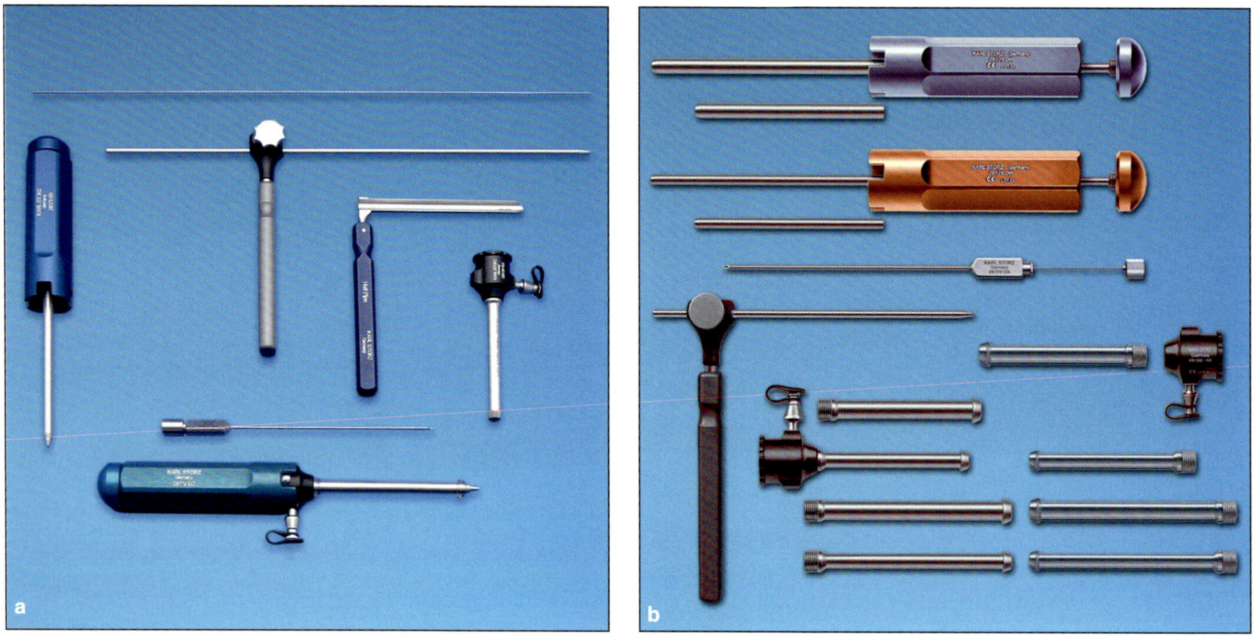

Abb. 16a, b
SPS – **S**ecure **P**ortal **S**ystem™ (KARL STORZ Tuttlingen).

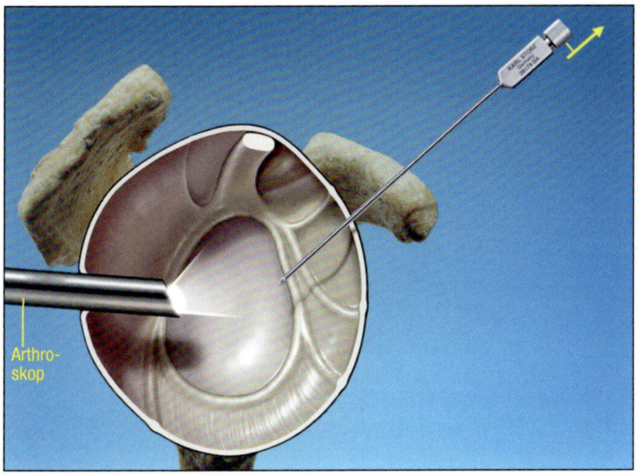

Abb. 16c
Die Positionierungsnadel wird unter arthroskopischer Sicht eingebracht und anschließend der Obturator entfernt (**Pfeil**).

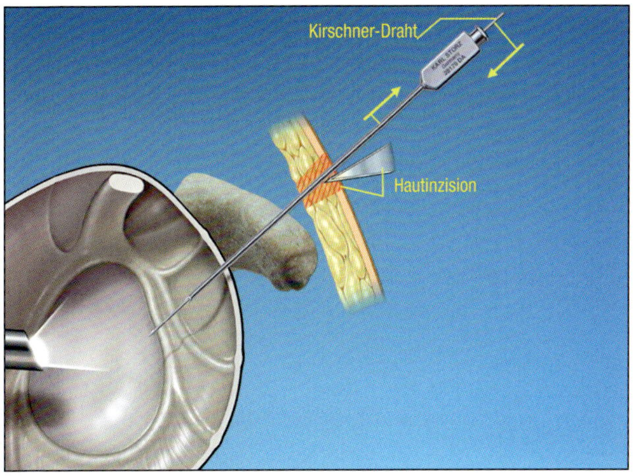

Abb. 16d
Der Kirschnerdraht wird durch die Positionierungsnadel in das Gelenk eingebracht. Hautinzision entlang des Kirschnerdrahtes in Größe der Kanüle.

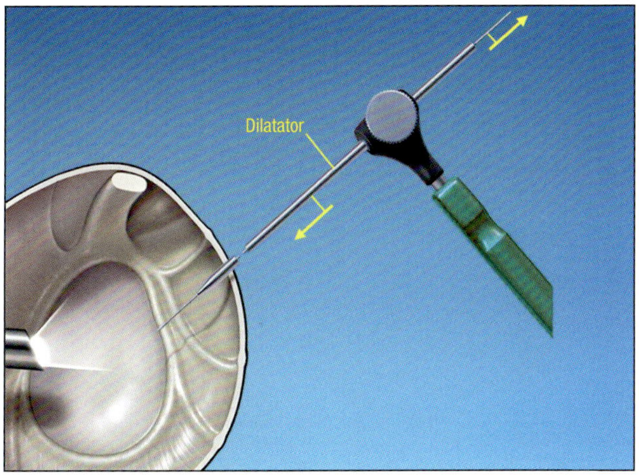

Abb. 16e
Ein kanülierter Dilatator wird über den Kirschnerdraht unter Zuhilfenahme eines Handgriffs in das Gelenk vorgeschoben. Der Kirschnerdraht wird entfernt.

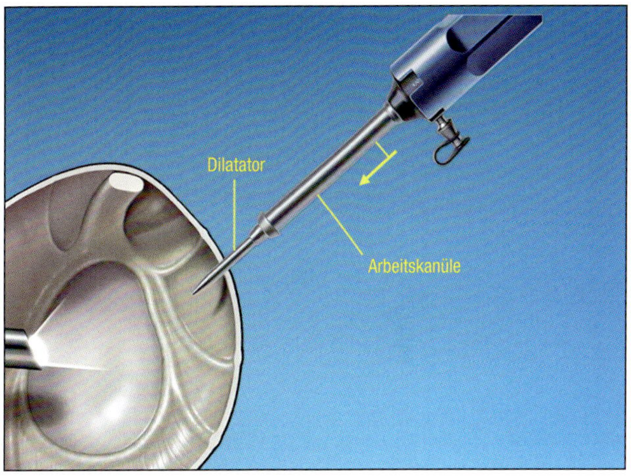

Abb. 16f
Die Arbeitskanüle, die zum besseren Handling in einem Griff eingebracht ist, wird entlang des Dilatators vorgeschoben. Dabei wird der Weichteilmantel schonend so weit dilatiert bis das distale Ende der Arbeitskanüle sicher hinter der Gelenkkapsel „einrastet".

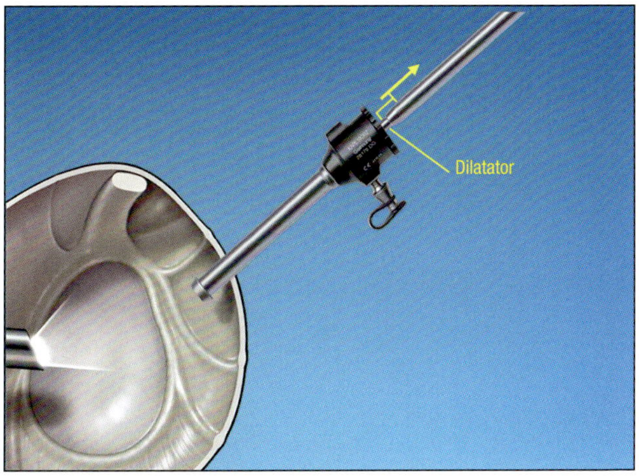

Abb. 16g
Danach kann der Handgriff von der Arbeitskanüle abgezogen werden.

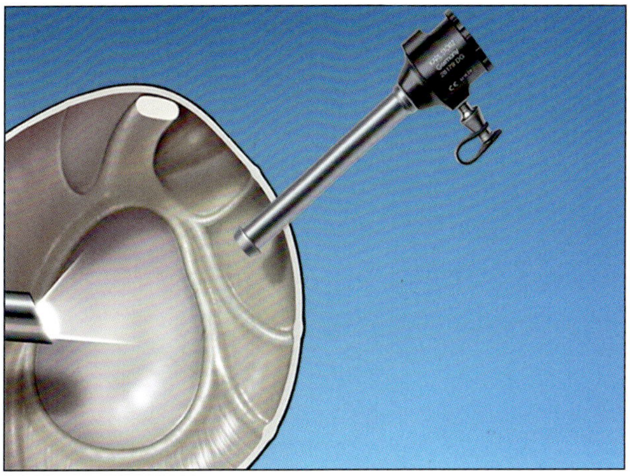

Abb. 16h
Die Arbeitskanüle ist nun für das weitere Vorgehen positioniert und verbleibt sicher im Gelenk.

3.3 Kranialer Zugang (Neviaser-Portal)

Der kraniale Zugang erleichtert die Arthroskopie des Glenohumeralgelenks. Dieses Portal wird manchmal auch als Fossa-supraspinata- oder Neviaser-Portal bezeichnet.[3,7]

Bevor druckgesteuerte Irrigationspumpen Einzug in die Arthroskopie hielten beschrieb *Neviaser* einen supraklavikulären Zugang für den zusätzlichen Inflow von Spülflüssigkeit und das Einbringen von Operationsinstrumenten.

Die Pars acromialis der Klavikula und der entsprechende Akromionanteil dienen als anatomische Landmarken. Sie bilden die beiden Schenkel eines Dreiecks, an dessen Spitze der Zugangspunkt liegt. Die Position des kranialen Zugangs kann durch Palpation mit dem Finger entlang des lateralen Klavikularandes leicht identifiziert werden.

Erforderlichenfalls wird der Kopf des Patienten von der zu operierenden Schulter abgewendet, um so genügend Raum für die Platzierung des Portals und ausreichend Bewegungsfreiheit beim Instrumentieren zu schaffen. Eine geringfügig ventrale Auslenkung des Kopfes kann die korrekte Positionierung des Portals erleichtern (**Abb. 17a**).

Gefährdete neurovaskuläre Strukturen beim posterioren Zugang sind der N. suprascapularis und die gleichnamige Arterie. Die Incisura suprascapularis, innerhalb derer die beiden Strukturen liegen, befindet sich 2 cm medial und etwas ventral von diesem Zugang (**Abb. 17b–e**).

Der Zugang nach *Neviaser* ermöglicht eine ausgezeichnete Darstellung des kranialen Gelenkanteils, über den sich die verschiedensten Nahtankersysteme in diese Region einbringen lassen.

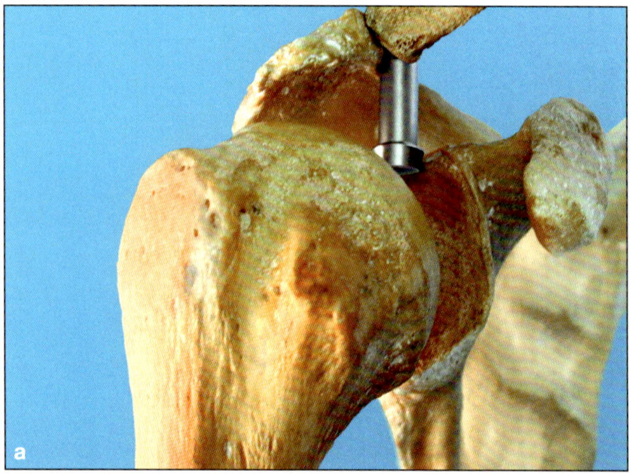

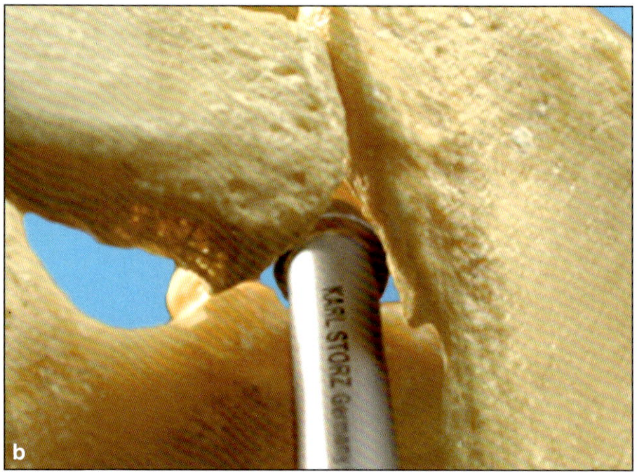

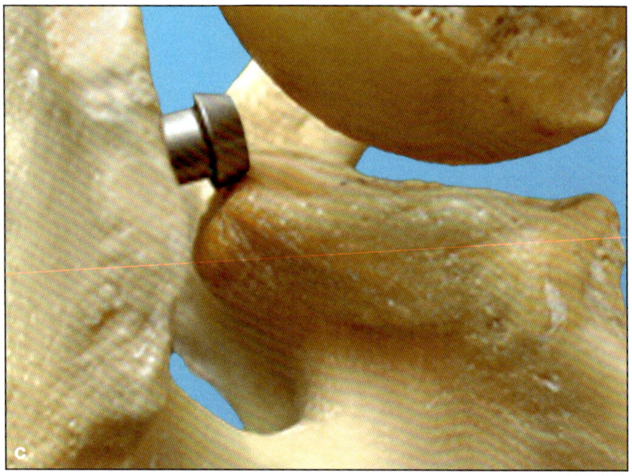

◄ **Abb. 17a–c**
Knochenmodell des Glenohumeralgelenks mit Arbeitskanüle im Neviaser-Portal.

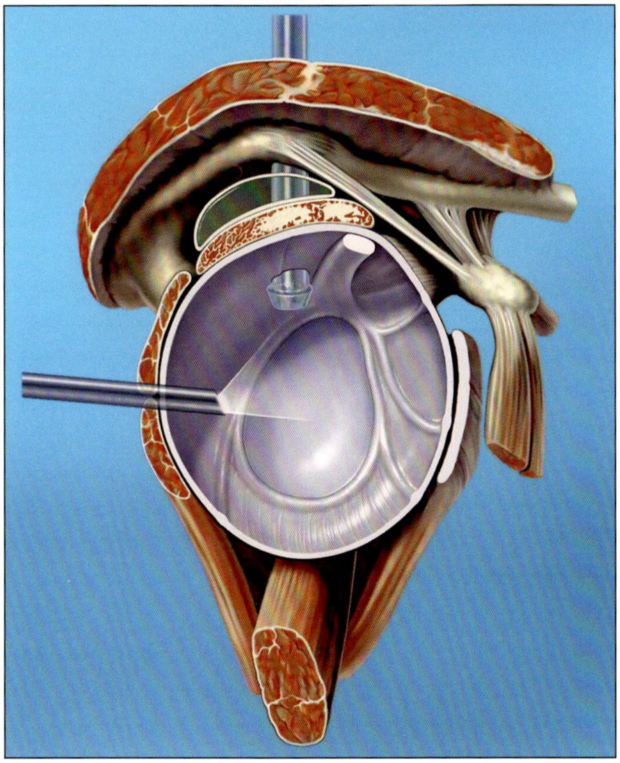

Abb. 17d
Arbeitskanüle im Neviaser-Portal.

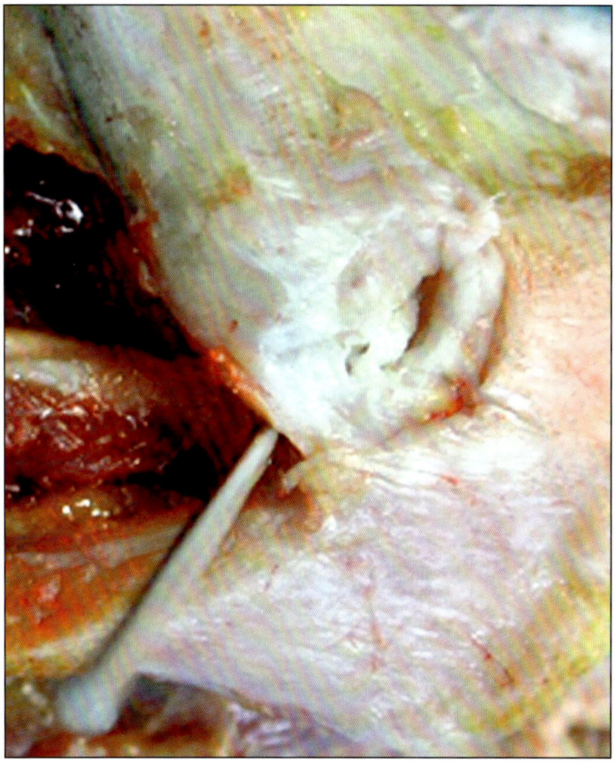

Abb. 17e
Anatomisches Humanpräparat mit Darstellung des Abstandes zwischen dem N. suprascapularis und dem Neviaser-Portal.

3.3.1 Vorgehensweise

Die Achse des kranialen Zugangs verläuft in einem Winkel von ca. 30° kraniomedial bis kaudolateral bei gleichzeitig minimaler postero-anteriorer Ausrichtung.

Der Zugangsweg lässt sich ausschließlich in der Outside-in-Technik anlegen und sollte aus Sicherheitsgründen, bzw. zur möglichst präzisen Ausrichtung der Trokarachse und Definition des Zugangspunktes, mit dem **SPS** – **S**ecure **P**ortal **S**ystem™ ausgeführt werden (siehe S. 18).

Mit dem **SPS** – **S**ecure **P**ortal **S**ystem™ werden die Fasern des M. supraspinatus stumpf auseinander gedrängt, ohne eine Ruptur der Muskelfasern hervorzurufen.

3.3.2 Risiken des kranialen Zugangsweges

Die Arbeitskanüle durchdringt die folgenden Strukturen:

- den lateralen Rand des M. trapezius,
- den M. supraspinatus, und
- den kranialen Anteil der Gelenkkapsel.

Souryal und *Baker*[9] konnten nachweisen, dass die Lokalisation der Perforationsstelle im M. supraspinatus vom Abduktionswinkel des Armes beim Einbringen der Arbeitskanüle abhängt.

Sofern der Arm nicht mehr als 30° abduziert wird, unterbleibt eine iatrogene Perforation der Supraspinatussehne. Operateure, die den Arm des Patienten während des Eingriffs standardmäßig um mehr als 30° abduzieren, sollten daher beim Anlegen dieses Zugangs die Abduktion verringern.

3.4 Wechsel der Portale

Zur endoskopischen Visualisierung des gesamten Gelenks ist es bei der Schulterarthroskopie praktisch unumgänglich mehrere Zugänge zu verwenden.

Insbesondere bei komplexen Rekonstruktionen ist dies zwingend erforderlich, damit das gesamte Gelenk eingesehen werden kann. Die Portale lassen sich problemlos auf die folgende Weise wechseln:

Das Arthroskop mit daran angeschlossener Kamera wird zunächst gegen einen Wechselstab ausgetauscht. Anschließend wird der Arthroskopschaft entfernt und über den Stab eine neue Arbeitskanüle eingebracht.

Sofern bereits ein ventrales Portal besteht, wird der Wechselstab durch die Arbeitskanüle in das Gelenk vorgeschoben; anschließend wird die Arbeitskanüle gegen den Arthroskopschaft ausgewechselt. Nach dem Entfernen des Stabes wird das Arthroskop mit der daran angeschlossenen Videokamera in den Optikschaft eingeführt. Über dieses Portal lassen sich die anterioren Gelenkanteile gut inspizieren.

Die Portale können in der beschriebenen Weise beliebig oft gewechselt werden. Selbst bei ausgeprägtem Schwellungszustand der Schulter bleibt der Zugang zum Gelenkinneren problemlos erhalten.

3.5 Half Pipe®

Technische Anwendung

Dieses neue Instrument (**Abb. 18a**) macht das Arbeiten mit Instrumenten in der Schulterchirurgie schneller, sicherer und schonender. Die Halbschalenkonstruktion der Half Pipe® [10] sichert deren Funktion als Einführhilfe. Die Half Pipe® wird perkutan entlang eines in situ befindlichen Instruments so weit in das Gelenk vorgeschoben bis das distale Ende intraartikulär positioniert ist. Das erste Instrument wird entfernt, so dass nun ein anderes durch die Half Pipe® eingeführt werden kann. Danach kann die Half Pipe® ebenfalls entfernt werden (**Abb. 18b–f**).

Vorteile

In der arthroskopischen Wiederherstellungschirurgie wird der Zugang zum Schultergelenk durch verschiedene Arbeitskanülensysteme unterschiedlicher Durchmesser und Längen geschaffen. Das Half Pipe®-System bietet den Vorteil, dass der Zugang durch das Weichteilgewebe in das Gelenkinnere nicht vom Innendurchmesser einer bestimmten Arbeitskanüle limitiert wird.

Die flexible Handhabung des intraartikulär eingebrachten Instruments wird wesentlich dadurch erleichtert, dass es nicht mehr zwingend erforderlich ist, die Arbeitskanüle in situ zu belassen, um den Zugang zu sichern.

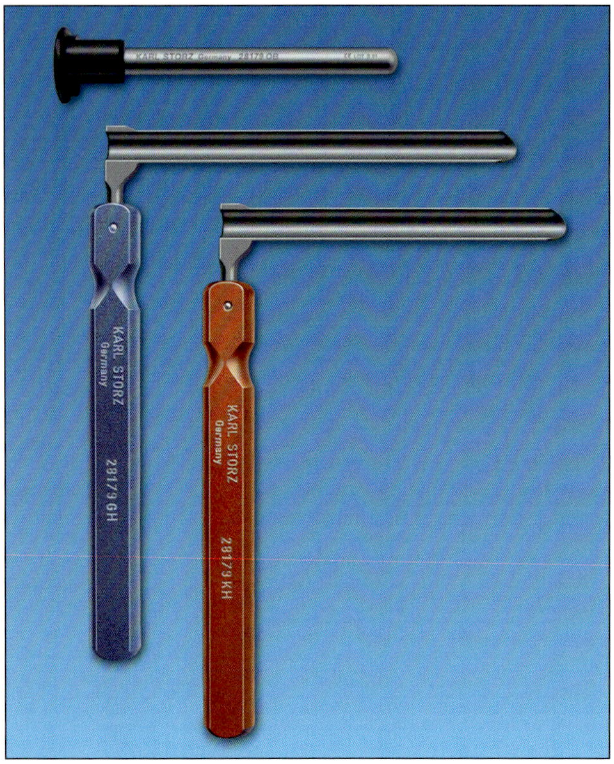

Abb. 18a
Half Pipe®.

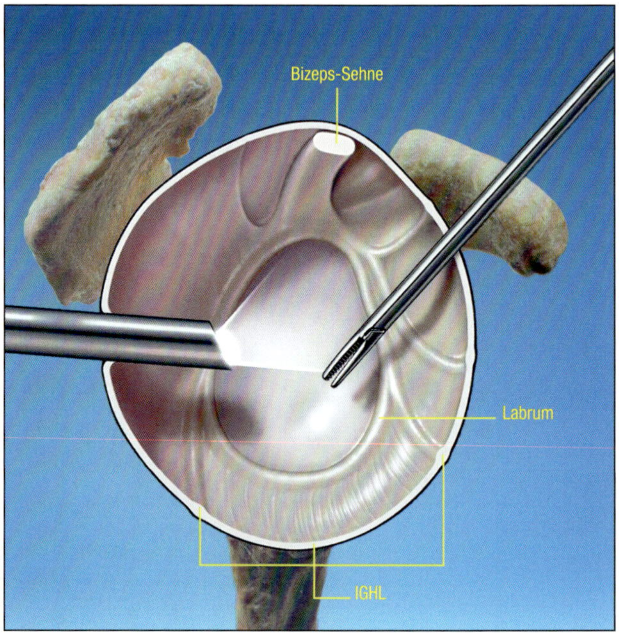

Abb. 18b
Über das antero-inferiore Portal eingebrachtes Instrument.

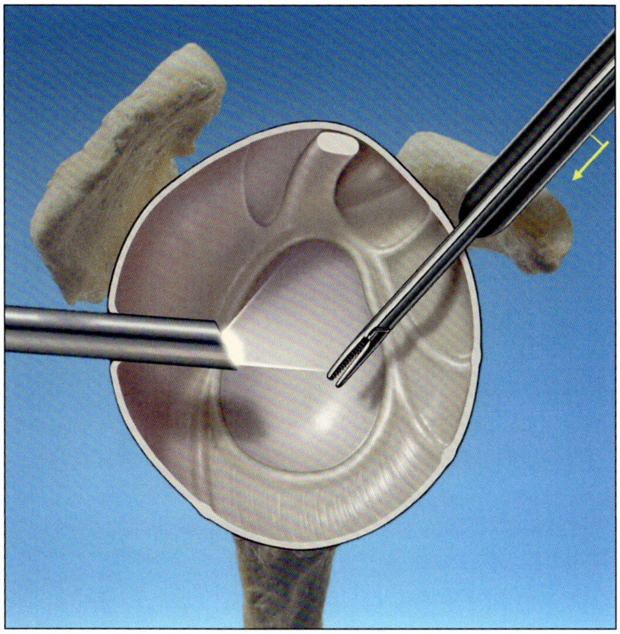

Abb. 18c
Einführen der Half Pipe® entlang eines Instruments im antero-inferioren Portal.

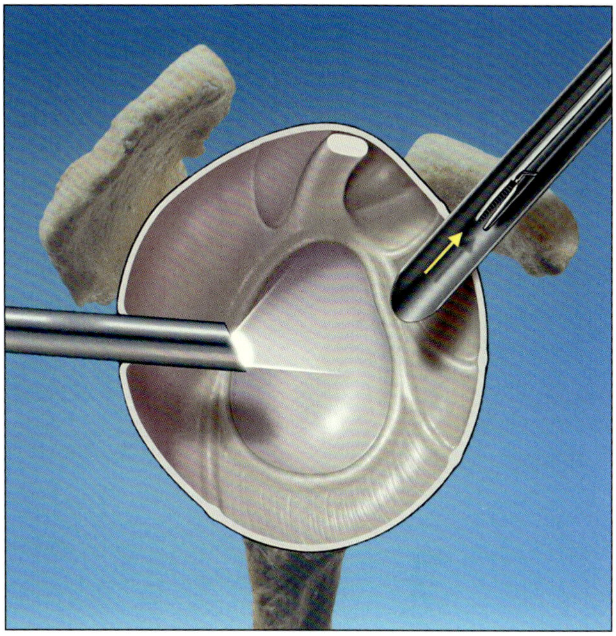

Abb. 18d
Entfernen des Instruments.

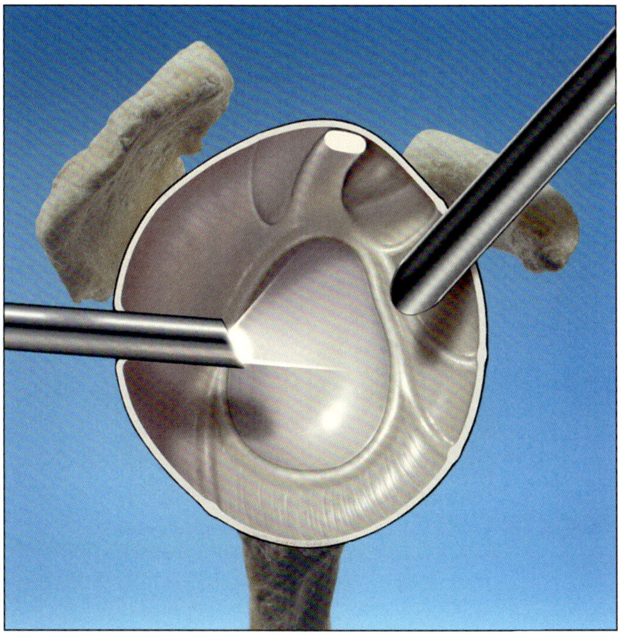

Abb. 18e
Aufrechterhalten des Portals.

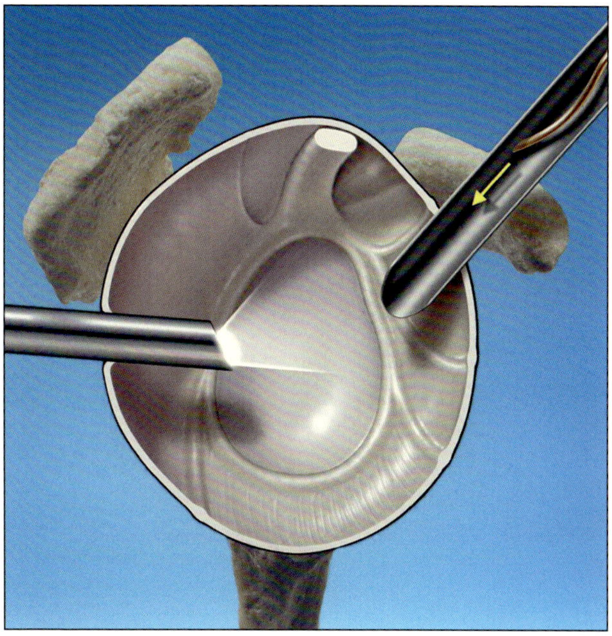

Abb. 18f
Einführen eines beliebigen Instruments entlang der Half Pipe®.

4.0 Zugänge zum Subakromialraum

4.1. Posteriorer subakromialer Zugang

Dieser Zugang kann über denselben Hautschnitt erfolgen wie der dorsale Zugang zum Schultergelenk.

Die Lagerung des Arms entspricht einer Anteversion von 20–30° und einer Abduktion von 15–20°.

Der Arthroskopschaft wird subkutan bis zum posterioren Akromionrand eingeführt und dann entlang der Akromionunterfläche bis in den Subakromialraum vorgeschoben (**Abb. 19a**).

Bei engem Kontakt mit der Akromionunterfläche kommt es normalerweise zu keiner iatrogenen Verletzung der darunter liegenden Rotatorenmanschette (**Abb. 19b**).

Hinweis:

Der Arthroskopschaft sollte nach dem Einbringen zu etwa 4/5 im Subakromialraum positioniert sein, da sich die Bursa subacromialis im Wesentlichen antero-inferior des Akromions befindet und im posterioren Anteil des Subakromialraums eine suffiziente arthroskopische Darstellung manchmal erschwert ist.

Nachdem der stumpfe Obturator aus der Arbeitskanüle entfernt und gegen das Arthroskop mit daran angeschlossener Videokamera ausgewechselt wurde, kann der Subakromialraum mit reichlich Spülflüssigkeit gefüllt werden.

Standardmäßig kommen auch die folgenden Zugangswege in Betracht:

- Anteriorer Zugang
- Lateraler Zugang

4.2 Anteriorer subakromialer Zugang

- Inside-out-Technik
  oder
- Outside-in-Technik:

Inside-out-Technik

Dieser Zugang befindet sich unmittelbar anterior des Ligamentum coracoacromiale. Das Arthroskop mit daran angeschlossener Videokamera wird bis zur oben genannten Leitstruktur vorgeschoben und darunter vorbeigeführt bis zum Rand der subakromialen Bursa.

Hinweis:

Präventiv sollte das Arthroskop kaudal des Ligamentum coracoacromiale geführt werden, um eine iatrogene Verletzung des R. acromialis der A. thoracoacromialis und eine daraus resultierende Sichtbeeinträchtigung zu verhindern.

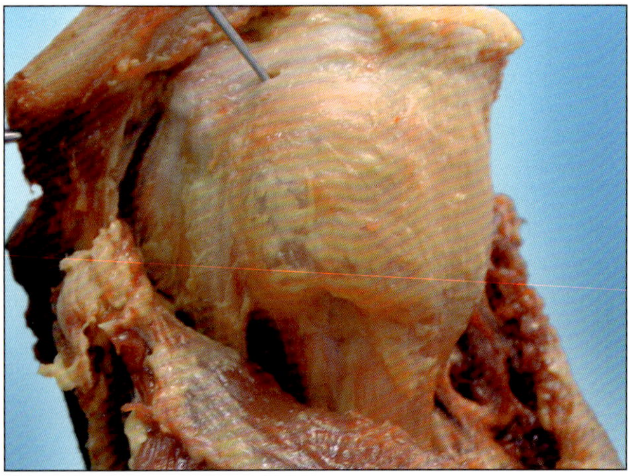

Abb. 19a
Anatomisches Humanpräparat mit abgelöstem M. deltoideus und der mit Gas gefüllten Bursa.

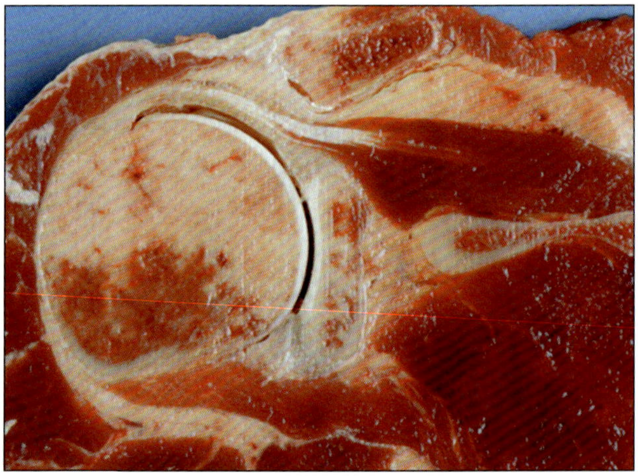

Abb. 19b
Anatomisches Humanpräparat mit Darstellung des Subakromialraumes.

Das Arthroskop mit daran angeschlossener Videokamera wird gegen einen Wechselstab ausgewechselt, der durch den Arthroskopschaft bis zur Subkutis vorgeschoben wird, wo eine Hautinzision den ventralen Zugang schließlich vervollständigt. Nun kann mittels Wechselstab von ventral eine Arbeitskanüle in den Subakromialraum eingebracht werden. Die durch fibröse Verwachsungen beeinträchtigte Sicht im Subakromialraum kann unter Beachtung der folgenden Hinweise verbessert werden:

Hinweis:
Nachdem der Arthroskopschaft weit genug in den Subakromialraum eingebracht wurde, schiebt man den Wechselstab durch den Arthroskopschaft von dorsal nach ventral. Der Arthroskopschaft wird so weit voran geschoben bis sich die dorsale Stabspitze in der gewünschten Position befindet. Unter Beibehaltung der Lage der Arthroskops und des Schaftes kann der Wechselstab vollständig ventral herausgezogen und gegen einen Shaver ausgewechselt werden, der direkt bis an das Arthroskop herangeführt wird. Auf diese Weise befindet sich der Shaver von Anfang an unter endoskopischer Kontrolle bei gleichzeitig optimalen Sichtverhältnisse.

Outside-in-Technik

Wie beim Schultergelenk wird auch hier die Outside-in-Technik unter arthroskopischer Sichtkontrolle am Videomonitor durchgeführt.

Vorgehensweise

Die optimale Kontrolle bei der Positionierung und Ausrichtung der Zugänge gewährleistet das von uns bevorzugte **SPS** – **S**ecure **P**ortal **S**ystem™.

1. Eine 1,5 mm-Positionierungsnadel wird perkutan in den Subakromialraum eingeführt. Die Nadel kann so lange umplatziert werden bis sie im Subakromialraum korrekt ausgerichtet ist.
2. Der Obturator wird aus der Positionierungsnadel entfernt.
3. Ein 1 mm-Kirschnerdraht wird durch die Positionierungsnadel in den Subakromialraum eingeführt.
4. Die Positionierungsnadel wird entfernt
5. Hautinzision
6. Ein kanülierter Dilatator wird entlang des Kirschnerdrahtes in den Subakromialraum eingeführt.
7. Die Arbeitskanüle wird entlang des Dilatators vorgeschoben.

Die Arbeitskanüle oder Half Pipe® wird unter arthroskopischer Kontrolle am Videomonitor über den letzten Dilatator vorgeschoben.

Mit dem **SPS** – **S**ecure **P**ortal **S**ystem™ gelingt der Zugang ausschließlich durch Dilatation des Weichteilgewebes und ohne ein iatrogenes Trauma zu verursachen. Die Positionierung der Arbeitskanüle oder Half Pipe® erfolgt unter arthroskopischer Kontrolle am Videomonitor.

4.3 Lateraler subakromialer Zugang

Für diesen Zugangsweg gelten dieselben Prinzipien wie beim ventralen subakromialen Zugang. Die Positionierung unterliegt den Anforderungen der nachfolgend dargestellten Operationsschritte.

Bei der arthroskopischen Behandlung von Läsionen der Rotatorenmanschette sollte der Zugang etwa in der Mitte der Ruptur gewählt werden, um die sich anschließende Rekonstruktion unter optimalen Verhältnissen durchführen zu können.

Outside-in-Technik

Es kann genau dieselbe Vorgehensweise wie beim anterioren subakromialen Zugang erfolgen.

5.0 Zugang zum AC-Gelenk

Das Akromioklavikulargelenk (Articulatio acromioclavicularis, AC) ist ein reines Synovialgelenk, das durch die Pars acromialis der Klavikula und die mediale Gelenkfläche des Akromions gebildet wird (**Abb. 20a**). Das AC-Gelenk wird von einer Gelenkkapsel umschlossen, die am Rand der Gelenkfläche ansetzt. Die Kapsel wird durch die Ligg. acromioclaviculare superior et inferior verstärkt (**Abb. 20b**). Ausgehend vom oberen Kapselanteil erstreckt sich eine Faserknorpelscheibe, der Discus articularis, in den Gelenkraum. Form und Größe des Diskus können sehr variabel sein. Er teilt die Gelenkhöhle unvollständig in zwei miteinander kommunizierende Kammern. Durch Studien an Präparaten konnte *L.L. Johnson* keinen vollständigen Discus articularis nachweisen[5] (**Abb. 20c, d**). Meist ist das AC-Gelenk leicht von kranial-lateral nach kaudal-medial geneigt.

Dieses kleine Gelenk erfordert eine gute räumliche Vorstellungskraft für anatomische Lagebeziehungen. Seine anatomische Topographie muss durch Palpation erfasst und die Konturlinien mittels einer Nadel abgetastet werden.

Pathologische Gelenkbefunde erfordern meist ein initiales Debridement, um eine Darstellung unter ausreichender Sicht zu gewährleisten.

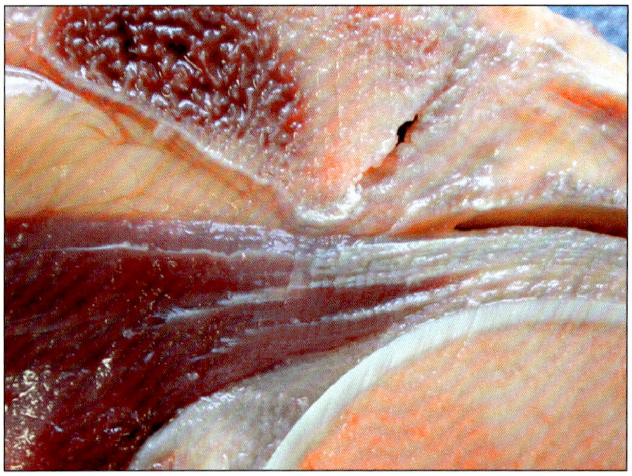

Abb. 20a
Anatomisches Humanpräparat des AC-Gelenks mit Darstellung des M. supraspinatus.

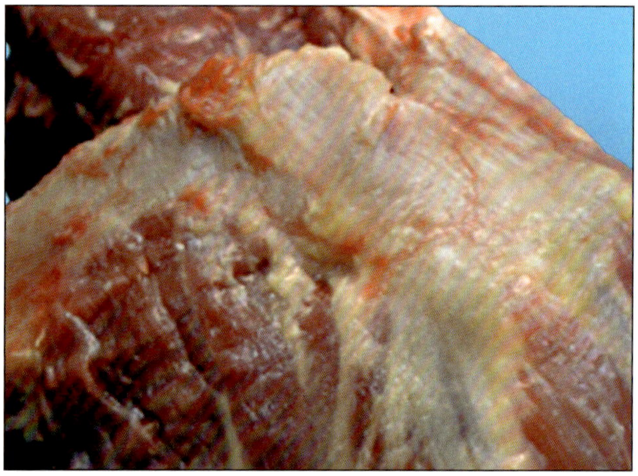

Abb. 20b
Präparat mit Darstellung des AC-Gelenks und des M. deltoideus samt seinem Ursprung an lateraler Klavikula und Akromion.

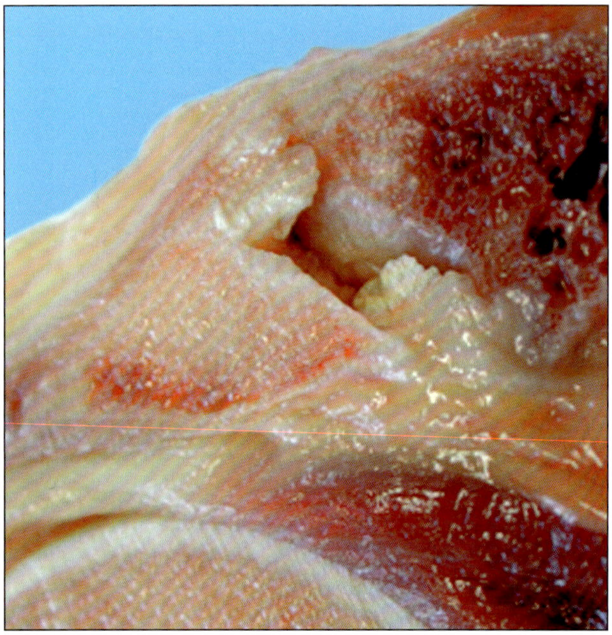

Abb. 20c
AC-Gelenk mit degenerativ verändertem rupturiertem Discus articularis.

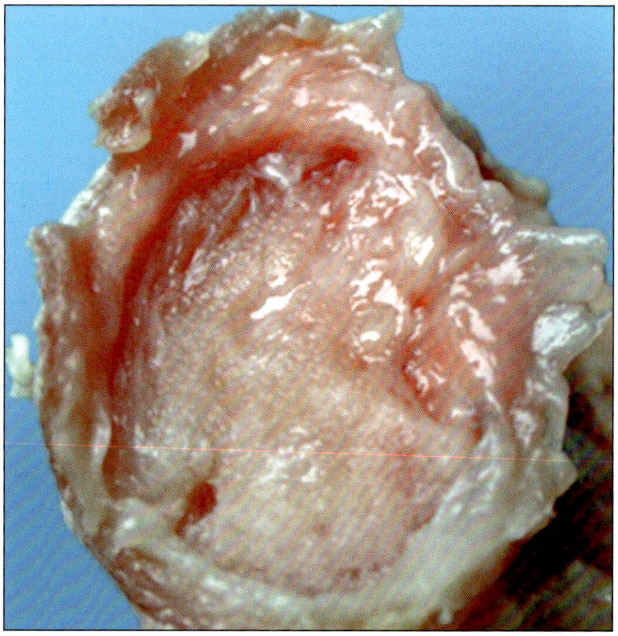

Abb. 20d
Degenerative Veränderungen an der lateralen Klavikula.

5.1 Kranialer und transkutaner Zugang[11]

Das Gelenk ist insbesondere beim Vorhandensein von Osteophyten gut tastbar. Die transkutanen Leitstrukturen zur Anlage des dorsalen Portals für das Arthroskop werden durch orientierende Abtastung des Gelenks mit der Nadel ermittelt. Auch die Lage der Hautinzision wird auf diese Weise festgelegt. Das transkutane ventrale Portal wird in Wechselstab-Technik kaudal des Gelenks angelegt. Die Knochenwände des Gelenks und die gegenüberliegende Gelenkwand bilden die inferioren Landmarken.

5.2 Zugang zum AC-Gelenk von kaudal aus dem Subakromialraum[11]

Der subakromiale Zugang zum AC-Gelenk orientiert sich an den topographischen Leitstrukturen und arthroskopischen Portalen des Subakromialraums. Die Lagebestimmung des AC-Gelenks von kaudal wird durch eine 18G-Spinalnadel erleichtert, die transkutan von kranial durch das Gelenk in den Subakromialraum eingebracht wird.

Die Nadel ist häufig von Synovia oder medial der Bursa subacromialis von Weichteilgewebe überzogen. Falls sich bereits ein Instrument in der Bursa subacromialis befindet, lässt sich die Nadel leicht palpatorisch aufsuchen. Das anschließende Debridement des Weichteilgewebes in diesem Areal legt die Nadelspitze und die untere Fläche des AC-Gelenks frei. An der Unterfläche des AC-Gelenks lassen sich möglicherweise Osteophyten sondieren, die allerdings erst nach Entfernung des Weichteilgewebeschleiers sichtbar werden.

6.0 Sichtbehinderung

Während der Schulterarthroskopie besteht stets das Risiko von Einblutungen mit daraus resultierender Verschlechterung der Sichtbedingungen.

Blutungsursachen können die Eröffnung von Knochenmark und Kapselgefäßen oder auch Muskelverletzungen sein.

Da intraartikulär und subakromial an den verschiedenen Portalen der Spülflüssigkeitsdruck aufrecht erhalten werden muss, kann Flüssigkeit in das periartikuläre Gewebe austreten und zu einer ausgeprägten Ödembildung im Schulterbereich führen, wodurch es zu Beeinträchtigungen beim Instrumentieren und zu einer verlängerten Operationsdauer kommen kann.

Das begleitende Weichteilödem kann solche Ausmaße annehmen, dass die drohende respiratorische Insuffizienz eine postoperative Intubation erforderlich machen kann (**Abb. 21**).

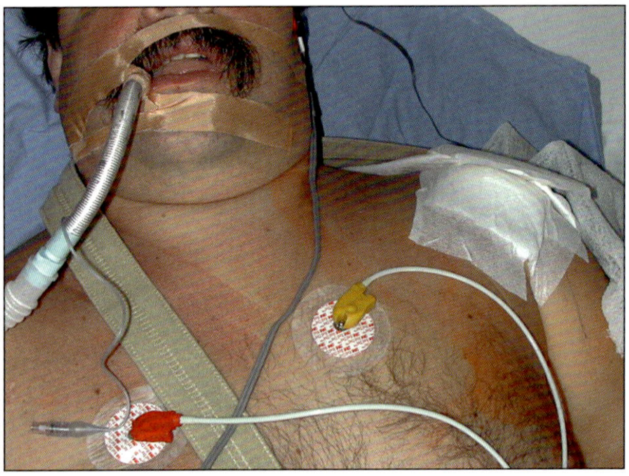

Abb. 21
Ausgeprägte Ödembildung nach Schulterarthroskopie.

Die ausgeprägte Schwellung im Schulterbereich mag für Patient und Pflegepersonal Anlass zur Sorge geben, verschwindet aber meist innerhalb von wenigen Stunden und hat keine nachteiligen Folgen für die Schulter.

Zur Vermeidung der Schulterschwellung wird der Einsatz des **SPS** – **S**ecure **P**ortal **S**ystem™ empfohlen, da es das Eindringen der Spülflüssigkeit in die periartikulären Weichteile verhindert.

Die folgenden präventiven Maßnahmen sollen dabei helfen, eine etwaige blutungsbedingte Sichtverschlechterung zu vermeiden.

6.1. Blutdruckeinstellung

Durch die Seitenlagerung lässt sich relativ einfach eine kontrollierte Hypotonie samt der daraus resultierenden geringeren Blutungsneigung erreichen. Bei dieser Lagerungsart kann der Kopf des Patienten tiefer positioniert werden, wodurch auch bei niedrigem Blutdruck eine ausreichende zerebrale Durchblutung gewährleistet ist.

Dies sollte stets in enger Absprache mit dem Anästhesisten erfolgen. Bei jüngeren Patienten streben wir einen Blutdruck unter 100 mmHg an.

6.2. Intraartikulärer Spüldruck

Das einfachste, durchaus aber nicht komplikationslose Verfahren Blutungen zu stoppen, besteht darin, über die Arthroskopiepumpe den Spüldruck so weit zu erhöhen, bis die Blutung steht.

Nachteilig hierbei ist, dass der zunehmende intraartikuläre Druck auch den extraartikulären interstitiellen Druck steigen lässt und folglich zu einem Weichteilödem führt.

Literatur

1. ANDREWS JR, CARSON WG: Shoulder joint arthroscopy. Orthopedics 6:1157-1162, 1983
2. ANDREWS JR, CARSON WG, ORTHEGA K: Arthroscopy of the shoulder: Technique and normal anatomy. Am J Sport Med 12:1-7, 1984
3. NEVIASER TJ: Arthroscopy of the shoulder. Orthop Clin North Am 18:361 – 372, 1987
4. WOLF EM: Anterior portals in shoulder arthroscopy. Arthroscopy 5: 201–208, 1989
5. DETRISAC DA, JOHNSON LL: Arthroscopic shoulder Anatomy: Pathological and surgical Implications. Thorofare, NJ, Slack 1986
6. CASPARI RB: Shoulder arthroscopy: A review of the present state of the art. Contemp Orthop 1982; 4:523
7. MATTHEWS LF, ZARINS B, MICHAEL RH, et al: Anterior portal selection for shoulder arthroscopy, Arthroscopy 1:33–39, 1985
8. CASPARI RB, WHIPPLE TL, MEYERS JF: The Neviaser portal for shoulder arthroscopy. Paper presented at the Annual Meeting of the Arthroscopy Association of North America, New Orleans, 1984
9. SOURYAL T, BAKER CL: Anatomy of the supraclavicular fossa portal in shoulder
10. LAJTAI G. et al: Half Pipe cannula for shoulder arthroscopy. Arthroscopy, 2001 Feb; 17(2): 224–5.
11. JOHNSON LL: Diagnostic and surgical arthroscopy of the shoulder. Mosby 1993

Teil II – Instabilitäten und ihre Behandlung

1.0 Einleitung

Das Schultergelenk ist das Gelenk des Menschen, das über das größte Bewegungsausmaß verfügt, was zugleich ein hohes Maß an Zusammenspiel zwischen den statischen und dynamischen Stabilisatoren voraussetzt.

Die Rekonstruktion eines instabilen Glenohumeralgelenkes muss unter Berücksichtigung der funktionellen Anatomie und damit der dafür verantwortlichen Strukturen erfolgen. Dysfunktionen der beteiligten Gelenkpartner und der stabilisierenden Strukturen führen zu einer pathologischen Laxität des Schultergelenkes.

Eine normale Schulterfunktion ist abhängig von der Beziehung zwischen glenohumeraler Beweglichkeit und Stabilität. Die Voraussetzung dafür wird durch die beiden Gelenkpartner sowie den umgebenden Weichteilen geschaffen. Der große Oberarmkopf artikuliert mit der kleineren Gelenkpfanne und erlaubt dadurch einen großen Bewegungsradius. In **Abb. 1** sieht man das Missverhältnis zwischen der sehr kleinen Gelenkpfanne und dem Oberarmkopf anhand eines anatomischen Präparates.

Die glenohumerale Stabilität wird durch statische wie auch durch dynamische Strukturen gewährleistet[11,18]. Die genau abgestimmte Konformität der artikulierenden Gelenkflächen zwischen Humeruskopf und Glenoid sind die Grundlage der glenohumeralen Stabilität. Das Labrum glenoidale wie auch der kapsuloligamentäre Komplex sind die Hauptstabilisatoren bei endgradigen Schulterbewegungen, die auch als Konkavitätskompression[11,15] bekannt sind. In **Abb. 2** sieht man das ventrale wie auch dorsale Labrum in Sagittalschnitt mit deutlicher Nahebeziehung zur umgebenden Weichteilmanschette. Das Konkavitäts-Kompressions-Konzept hebt die Bedeutung einer intakten Rotatorenmanschette hervor, die den Oberarmkopf während der Bewegungen in die Gelenkspfanne presst und damit unerlässlich für ein stabiles Glenohumeralgelenk ist.

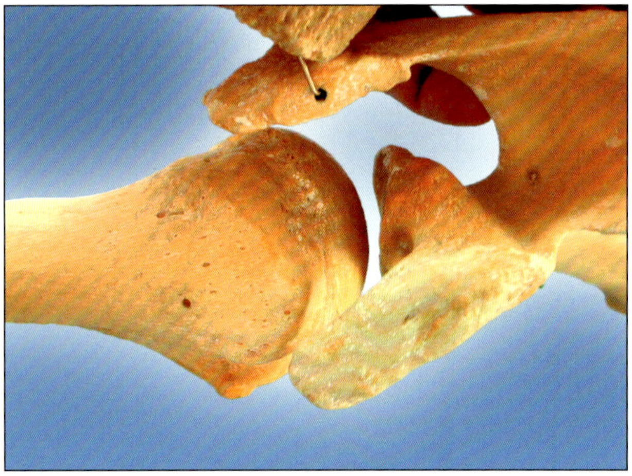

Abb. 1
Knochenpräparat des rechten Schultergelenks (Ansicht von kranial).

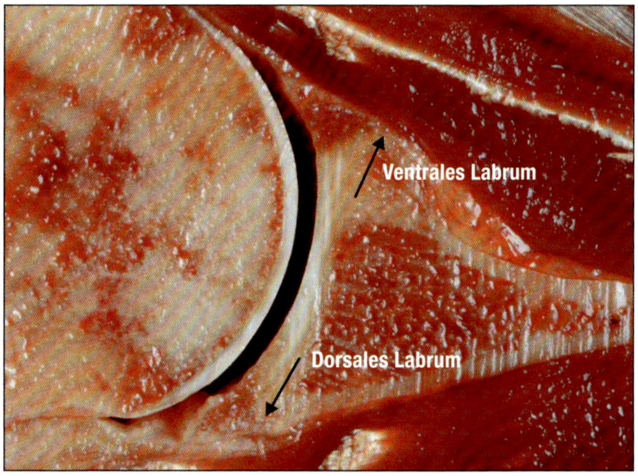

Abb. 2
Koronares Schnittbild des rechten Schultergelenks am Leichenpräparat.

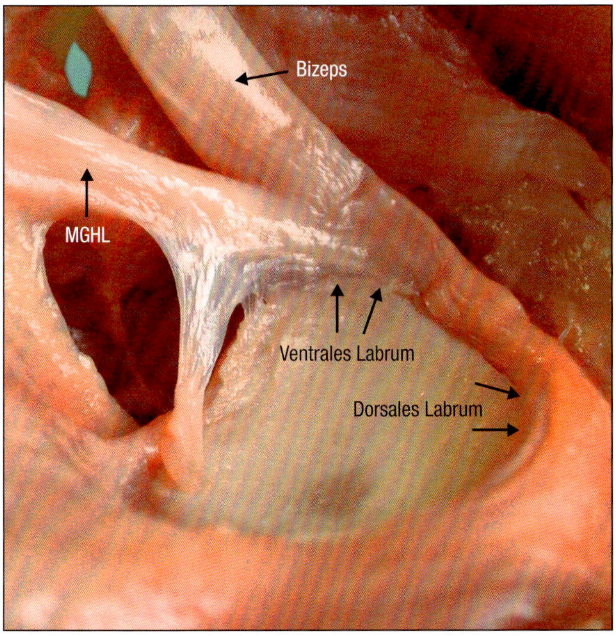

Abb. 3
Labrum glenoidale.

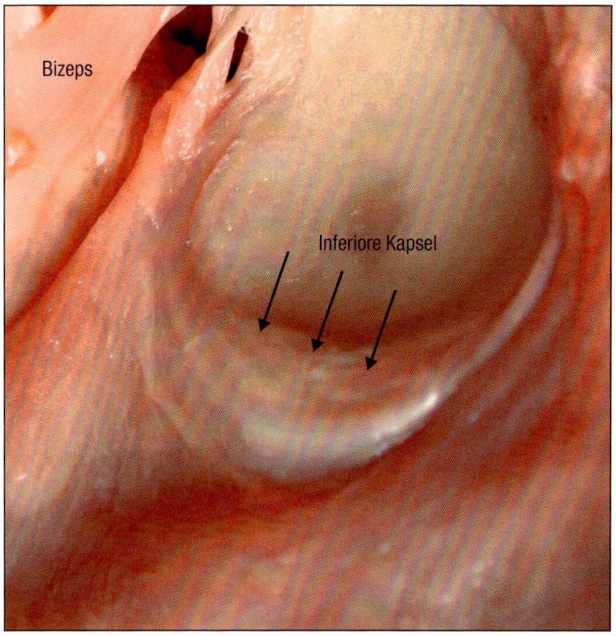

Abb. 4
Kaudaler Gelenksabschnitt mit anteriorem und posteriorem Bündel des inferioren glenohumeralen Bandes (IGHL).

Die glenohumeralen Bänder kontrollieren durch Ihre Zügelwirkung die Translation und Rotation des Oberarmkopfes im Vergleich zum Glenoid. In **Abb. 3** sieht man anhand eines anatomischen Präparates die Bizepssehne sowie das ventrale Labrum mit einem sehr starken mittleren glenohumeralen Band (MGHL). Der inferiore Teil der glenohumeralen Bänder des anterioren und posterioren Bündels des inferioren glenohumeralen Bandes (IGHL) mit dazwischen liegender Kapsel kann man in **Abb. 4** am anatomischen Präparat gut erkennen. Das dorsale Labrum zeigt die größte Variabilität in seiner anatomischen Ausprägung und ist meist wesentlich schwächer ausgebildet als das ventrale Labrum (**Abb. 5**).

Die richtige Positionierung der Scapula ist ebenso wichtig für die glenohumerale Stabilität, wird aber meist in der klinischen Beurteilung und bei der therapeutischen Umsetzung missachtet. Unbeherrschbare rezidivierende Luxationen sind möglicherweise durch gestörte scapulothorakale Bewegungen prolongiert.

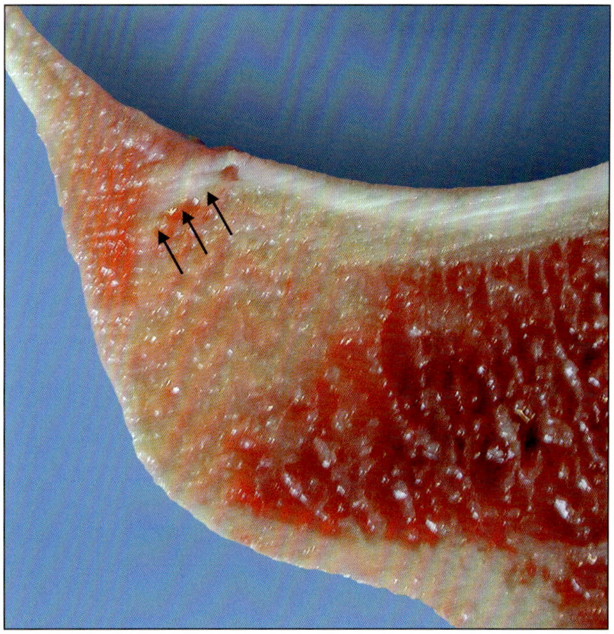

Abb. 5
Dorsales Labrum.

2.0 Pathomorphologie

Die Definition der Instabilität des Glenohumeralgelenkes ist abhängig von der Zunahme der glenohumeralen Translation des Oberarmkopfes in Bezug auf das Glenoid, welche eine große individuelle Variabilität aufweisen kann[4-14].

Dies ist deshalb ein wichtiger Punkt, weil der Grad der physiologischen glenohumeralen Laxität sehr individuell sein kann. Damit eine Instabilität klinisch bedeutend ist, müssen Symptome gegenwärtig sein.

Unterschiedliche Mechanismen sind verantwortlich damit die anatomische Artikulation aufrechterhalten wird[4-15], wie z.B. der negative intraartikuläre Druck im Schultergelenk, der bei Versuchen an anatomischen Präparaten nicht mehr wirksam ist.

Die Konkavitätskompression ist ein weiterer Mechanismus, der zur glenohumeralen Stabilität beiträgt[11,15]. Diese Kraft entsteht aus der dynamischen Kompression des Oberarmkopfes mit dem Glenoid durch die Rotatormanschettenmuskulatur. Er ist verantwortlich für die Stabilität der Schulter in den mittleren Bereichen der Schulterbewegung[11].

Die Konkavität des Glenoids wird durch das Labrum vergrößert. *Lippitt* hat über die umfassenden Wirkungen des Labrums als stabilisierender Faktor berichtet[16]. Das Labrum scheint auch wie ein Puffer zwischen den elastischeren Bändern der Kapsel und dem Glenoid zu wirken[13-17]. Die Konkavitätskompressionskraft wird um 50% reduziert, wenn das Labrum abgelöst ist[11,16].

Die wirksamsten Stabilisatoren des Glenohumeralgelenkes in den Endbereichen der Schulterbewegung sind die glenohumeralen Bänder[4-18]. Sie dienen als statische Stabilisatoren des Gelenkes und werden bei Rotatorenmanschettenrupturen besonders wichtig, wenn der Konkavitätskompressionsmechanismus nicht funktioniert[4-18]. Die Rolle dieser Bänder bei der Verhinderung der abnormen Bewegung des Oberarmkopfes ist in einigen Studien untersucht worden[1, 2, 4-18].

Der vordere Zügel des inferioren glenohumeralen Bandes (IGHL) ist der primäre Stabilisator, der die vordere Translation bei 90°-Abduktion limitiert[4-19] (**Abb. 6**).

Abb. 6, 7, 8 ▶
Unterschiedliche Ausdehnung einer Labrumläsion (**rot** markiert).

SGHL = Superiores glenohumerales Band
PIGHL = Posterior-inferiores glenohumerales Band
AIGHL = Anterior-inferiores glenohumerales Band
MGHL = Mittleres glenohumerales Band
BZS = Bizepssehne
SSC = Subscapularissehne

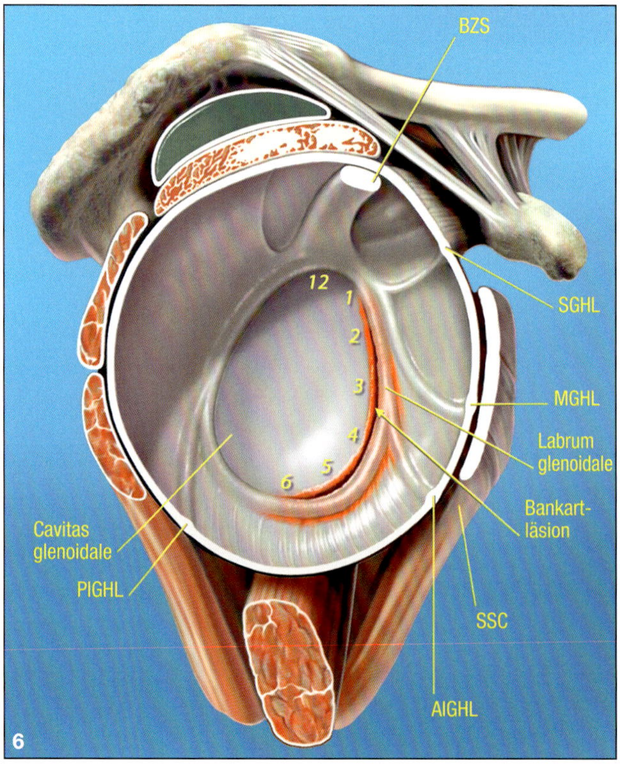

Die Rolle des inferioren glenohumeralen Bandes verliert an Wichtigkeit je geringer die Abduktion ist und umgekehrt kommt dem mittleren glenohumeralen Band (MGHL) eine zunehmend stabilisierende Funktion[4-19] zu (**Abb. 7**). Das IGHL kann bei gewissen traumatischen Ereignissen abgelöst werden (**Abb. 8**).
Eine ausschließlich inferiore Schulterluxation würde beide Anteile des IGHL rupturieren[10-13,15,16]. Diese Art von Riss würde in einer multidirektionalen Instabilität (MDI) enden. Eine multidirektionale Instabilität kann auch bei Patienten ohne traumatische Luxation auftreten. Als pathoanatomisches Korrelat wird angenommen, dass eine Redundanz des IGHL-Komplexes mit daraus resultierender Zunahme des intraartikulären Volumens zugrunde liegt[20]. Patienten mit MDI haben üblicherweise ein erhöhtes Kapselvolumen und eine vermehrte glenohumerale Laxität. Eine traumatische Episode kann entweder schwere kapselförmige Risse oder Mikrorisse mit plastischer Verformung verursachen. Diesem Trauma folgt eine abnorme glenohumerale Mechanik sowie eine Überlastung der Rotatorenmanschette und der periscapulären Muskeln, wodurch die Konkavitätkompression nicht mehr ausreichend funktioniert und eine glenohumerale Instabilität entsteht. Letztlich entwickelt sich ein sekundäres Impingement oder eine Rotatorenmanschetten-Tendinitis, was zu einer Verschlechterung der Instabilität im Sinne einer milden Subluxation oder vollständigen Luxation führen kann[21].
Im Gegensatz zur vorderen Instabilität trägt das IGHL kausal nicht wesentlich dazu bei eine posteriore Instabilität zu verhindern. *Schwartz et al*[22] hat gezeigt, dass das alleinige Durchtrennen der posterioren Kapsel nicht ausreicht, um eine posteriore Instabilität zu verursachen. Um eine posteriore Luxation in flektierter, adduzierter und innenrotierter Armposition zu ermöglichen, müsste zusätzlich auch die anteriore superiore Kapsel durchtrennt werden. Die Bedeutung des anterior-superioren Quadranten bei der posterioren Instabilität wurde auch von *Harryman* bewiesen[14]. Der anterior-superiore Quadrant des Glenohumeralgelenkes, der das MGHL, das superiore glenohumerale Band (SGHL), das coracohumerale Band (CHL) sowie die Kapsel des Rotatorenintervalls einschließt, ist eine anatomische Region, die merklich die Stabilität des Glenohumeralgelenkes beeinflusst[14,22-29].

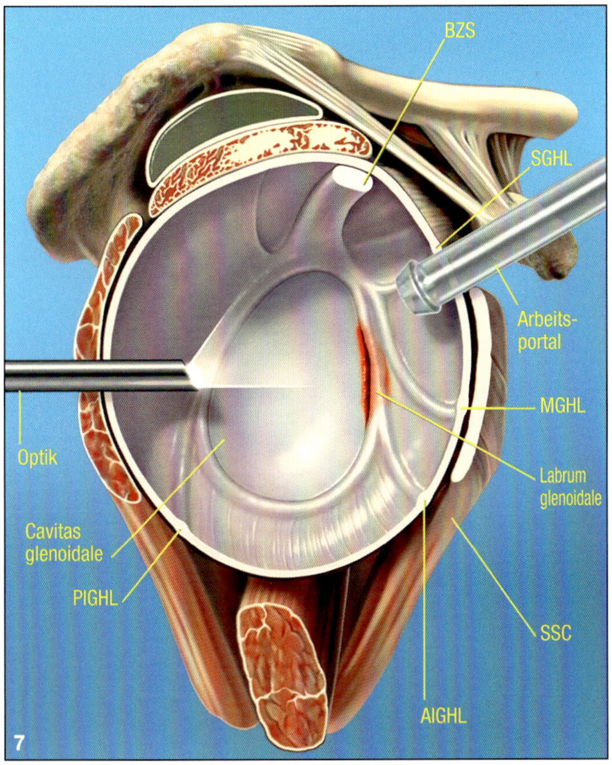

7

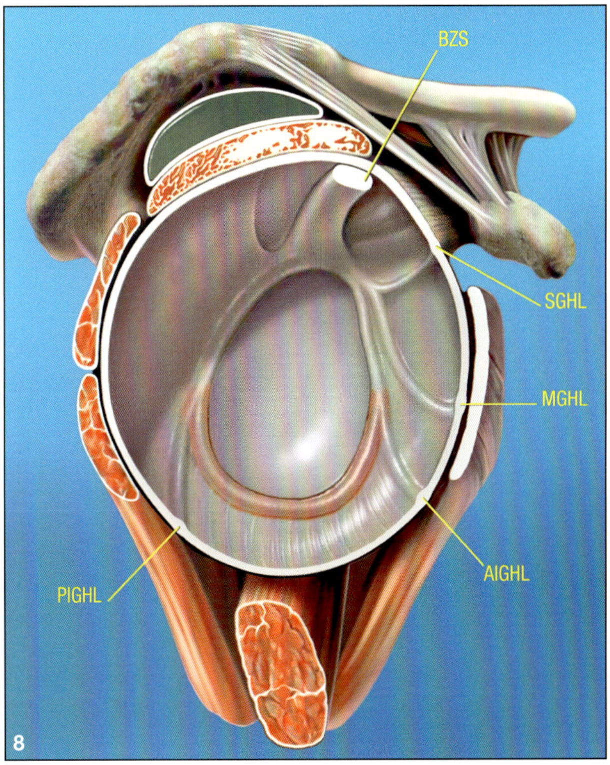

8

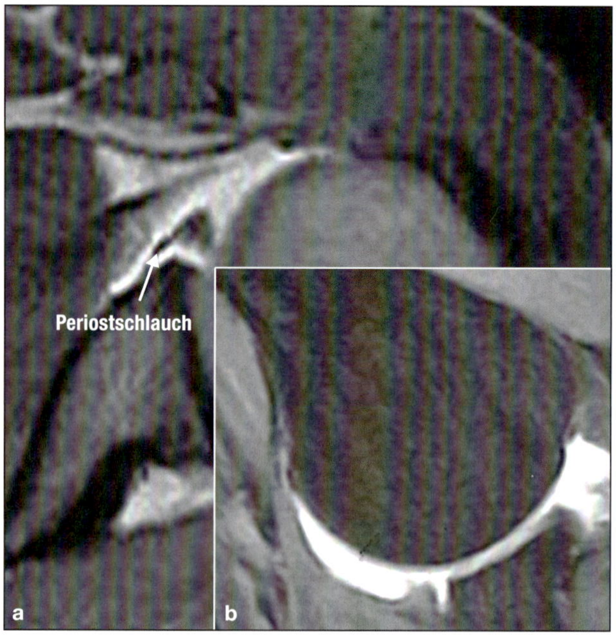

Abb. 9a, b
a MR-Arthrogramm einer ventralen Labrumläsion (axiales Schnittbild).
b MR-Arthrogramm in ABER-Position (Außenrotation und Abduktion) mit abgehobenem ventralen Labrum-Komplex.

3.0 Die anteriore Instabilität

Der vordere Zügel des inferioren glenohumeralen Bandes (IGHL) ist der primäre Stabilisator, der die vordere Translation bei 90° Abduktion limitiert[4-19]. *Perthes* und *Bankart* beschrieben die Ablösung dieses intraartikulären Bandes von der Glenoidvorderkante als die typische Läsion bei rezidivierender vorderer Schulterluxation[1]. In **Abb. 9a, b** ist ein traumatisch abgelöstes anteriores Labrum im MRI-Scan dargestellt. Die Rekonstruktion dieser verletzten Struktur wurde durch einen offenen Zugang zur Schulter beschrieben. Diese Operationstechnik wurde zum Standard in der Behandlung der traumatischen Instabilität[1-4,7-9,12,15,19,35-43]. Die Ergebnisse dieser Technik variierten je nach Autor zwischen 80% und 97%[1-4,7-9,12,15,19,35-43]. Probleme, die nach Anwendung dieser Operationstechnik auftraten, bestanden vor allem darin, dass die Wiederausübung von Überkopfsportarten stark limitiert wurde durch eine deutliche Einschränkung der Außenrotation[41-46].

Ein wichtiger Punkt bei der traumatischen Instabilität ist, dass die *Bankart*-Läsion oft von einem interstitiellen Schaden an der Kapsel selbst begleitet wird. Dies ist gut durch die massive Volumenverschiebung nach ventral und die damit verbundene Überdehnung der Weichteilstrukuren sowohl ventral wie auch dorsal zu verstehen, wie in **Abb. 10a, b** dargestellt. Dies führt zu erhöhtem Kapselvolumen und weniger zu vermehrter anteriorer Translation.

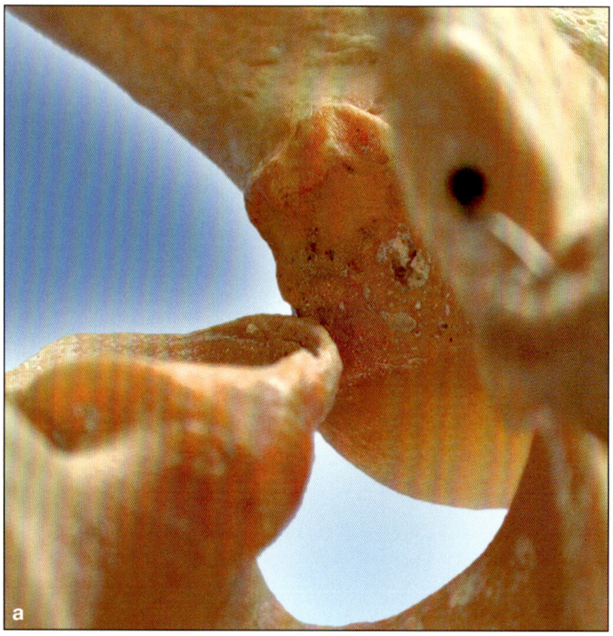

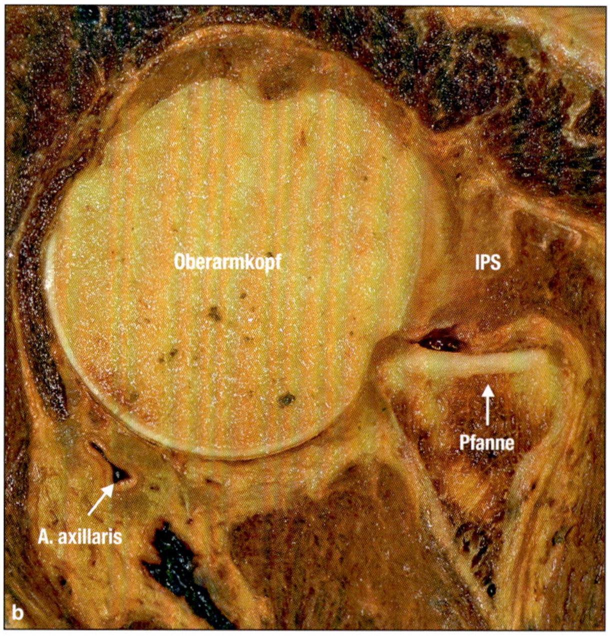

Abb. 10a, b
Anteroinferiore Luxation des Humeruskopfes am Knochen- und Leichenpräparat. **IPS** = Infraspinatussehne

Eine biomechanische Studie von *Speer et al*[19] zeigte, dass das alleinige Ablösen des anterior-inferioren Labrums nicht zu einer anterioren Dislokation führt.
Befürworter des offenen Verfahrens propagieren, dass es leichter sei, das vergrößerte Kapselvolumen zu raffen, wie auch das abgelöste Labrum an seinem anatomischen Ort zu refixieren. Wir glauben nicht, dass durch die arthroskopischen Techniken eine Kapselraffung weniger suffizient möglich ist und auch eine anatomische Refixation des Labrums am Glenoidrand problemlos anatomisch gewährleistet werden kann. Vielmehr hat die Arthroskopie den entscheidenden Vorteil, dass durch die Möglichkeit der genauen Inspektion des Labrum-Kapsel-Komplexes eine wirklich anatomische Rekonstruktion im Sinne des inferior-kranialen Shifts angestrebt werden kann.
Die Fortschritte in der Technik haben eine Vielzahl von Möglichkeiten in der arthroskopischen Rekonstruktion von *Bankart*-Läsionen gebracht. Die Vorteile bestehen in der besseren Beurteilbarkeit der Läsionen am Kapselbandapparat einerseits, aber auch in der Evaluation von etwaigen Begleitverletzungen, die durch das stattgefundene Trauma aufgetreten sind. Eine Verringerung der Morbidität bei gleichzeitiger Verbesserung der postoperativen Funktion sind überzeugende Fortschritte dieser Operationstechniken.
Anfänglich wurden arthroskopische Rekonstruktionen mit metallischen Staples durchgeführt[47-51]. Die Ergebnisse mit diesem Verfahren waren unzufriedenstellend mit einer hohen Komplikationsrate, bezogen auf die metallischen Implantate die nahe an der Gelenksfläche platziert wurden.
Die nächste Entwicklung der arthroskopischen Rekonstruktion war die transglenoidale Nahttechnik[52-62]. Die Erfolgsquoten waren mit 44 bis 93% sehr unterschiedlich. Verletzungen des N. suprascapularis sowie die Notwendigkeit von zusätzlichen Zugängen dämpften die Erfolgserwartungen. Weiterhin zeigten Berichte, dass diese Technik bei Patienten unter 25 Jahren keine guten Ergebnisse erbrachte[55,56,59-62].
Absorbierbare Tags zur Refixation des Labrums waren die nächste Stufe der Entwicklung der arthroskopischen Techniken[43,44,56,63,64]. Die Erfolgsquote variierte zwischen 79% und 96%[43,44,56,63,64]. Der Grund für die Misserfolge dieses Verfahrens liegt wohl an der Tatsache, dass durch eine alleinige Refixation des Labrums am Glenoidhals die Instabilität nicht behoben werden kann. Diese Technik lässt die Möglichkeit eines Kapselshifts in kaudokranialer Richtung einerseits aber auch die Reduktion des Kapselvolumens andererseits vermissen.

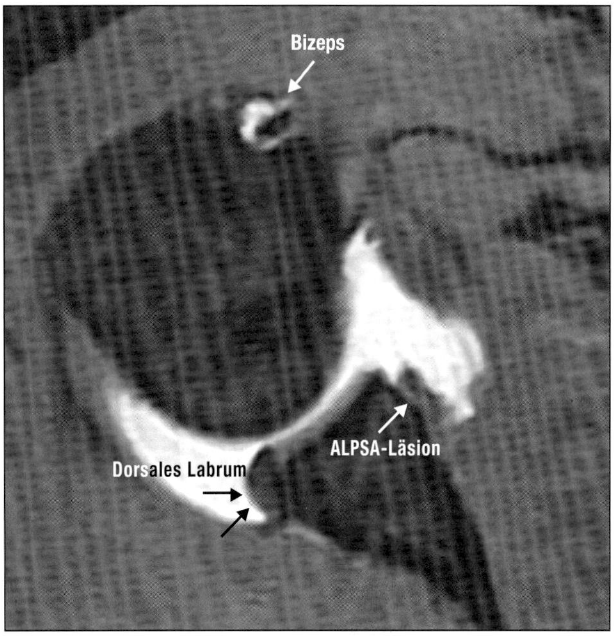

Abb. 11
MR-Arthrogramm einer ALPSA-Läsion (axiales Schnittbild).

Die beschriebenen Techniken hatten alle die Problematik, dass es keine Möglichkeit gab die vergrößerten Kapselvolumina und die fehlverheilten Labrumkomplexe (ALPSA, Anterior Labroligamentous Periosteal Sleeve Avulsion)[69] (s.a. **Abb. 11**) so zu fixieren, dass eine anatomische Situation postoperativ erzielt werden konnte.

Durch die Verwendung von Fadenankern konnte die arthroskopische *Bankart*-Operation revolutioniert werden. Durch diese Implantate waren die arthroskopischen Operationsmöglichkeiten denen der offenen *Bankart*-Operation gleichgesetzt, wobei die negativen Begleiterscheinungen des offenen Vorgehens weitgehend minimiert werden konnten. Der Erfolg der Nahtankertechnik liegt in der Möglichkeit den Labrum-Kapsel-Komplex in anatomischer Position zu fixieren und gleichzeitig einen entsprechenden Kapselshift zu ermöglichen ohne die Gelenkskapsel zu sehr zu raffen[28,52,65,66-69].

Berichte haben gezeigt, dass die Reluxationsrate nach arthroskopischer Rekonstruktion gleich sind wie jene der offenen Rekonstruktionen (5–10%) bei jedoch deutlich verminderter Morbidität und verbesserter postoperativer Beweglichkeit[28,65-69].

3.1 Arthroskopische Evaluation

Die Arthroskopie kann sowohl in der Beach-Chair-Position wie in der Lateral-Decubitus-Position durchgeführt werden. Die *Bankart*-Läsion kann einfach durch ein von dorsal eingebrachtes Arthroskop dargestellt werden. Sowohl die ALPSA-Läsion wie auch Verletzungen des Bizepssehnenankers (SLAP-Läsionen) können arthroskopisch diagnostiziert werden. In **Abb. 12** sieht man das arthroskopische Bild einer SLAP-Läsion. Verletzungen dieser Art können selbst mittels MR nicht immer eindeutig diagnostiziert werden, sind jedoch arthroskopisch darstellbar. Vor allem die Möglichkeit der funktionellen Arthroskopie gibt entscheidende Hinweise auf die genaue Richtung und das Ausmaß der Instabilität. Zu diesem Zweck wird der Arm aus der Armhalterung genommen und in Abduktion und Außenrotation dynamisch in die Luxationsrichtung gedrückt. Hierbei kann der Luxationsmechanismus genau arthroskopisch verifiziert und das Ausmaß des kaudokranialen Labrumkapselshifts festgelegt werden. Durch die funktionelle Arthroskopie kann auch das Ausmaß der Hill-Sachs-Delle und ihr pathologisches Korrelat im Sinne des Verhakens am vorderen Pfannenrand evaluiert werden.

Das „drive through"-Zeichen ist vorhanden, wenn man mit dem Arthroskop von superior nach inferior ohne nennenswerten Widerstand durch das Glenohumeralgelenk fahren kann. Dieses Zeichen ist nicht nur ein Indikator einer vorderen Instabilität, sondern kann auch bei isolierten SLAP-Läsionen beobachtet werden, als Folge einer Pseudolaxität, die durch die superiore Labrumläsion hervorgerufen wird. Die Rekonstruktion der SLAP-Läsion, wie auch der vorderen Instabilität sollte dieses „drive through"-Zeichen beheben.

Zusatzpathologien, wie die HAGL-Läsion (engl. Humeral Avulsion of Glenohumeral Ligament; humorale Ablösung der Kapsel), Subscapularis-, Supraspinatus-, Infraspinatus-Rupturen, posteroire Labrumläsionen und freie Gelenkskörper können bei der Arthroskopie festgestellt werden. **Abb. 13** zeigt eine traumatische HAGL-Läsion mit knöchernem Ausriss. Verletzungen der Rotatorenmanschette sind neben den Totalrupturen vor allem auch die partiellen artikulärseitigen Verletzungen, die diagnostiziert und rekonstruiert werden können. Dieser Verletzungstyp bleibt bei der offenen Rekonstruktion unerkannt.

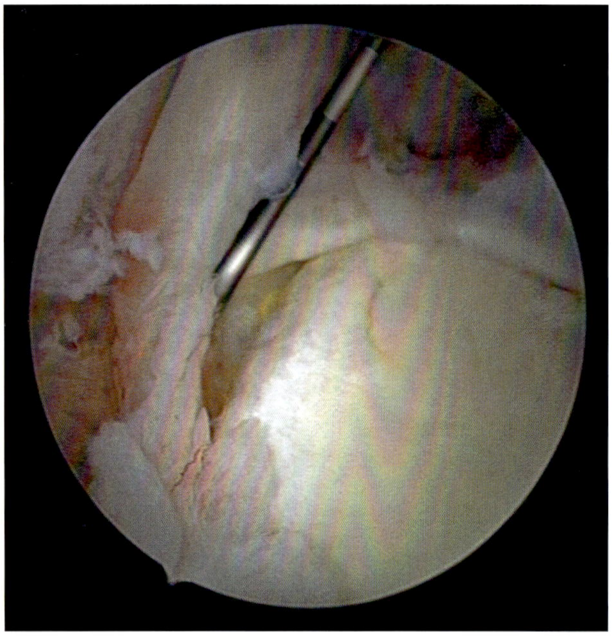

Abb. 12
SLAP-Läsion Typ II, rechtes Schultergelenk.

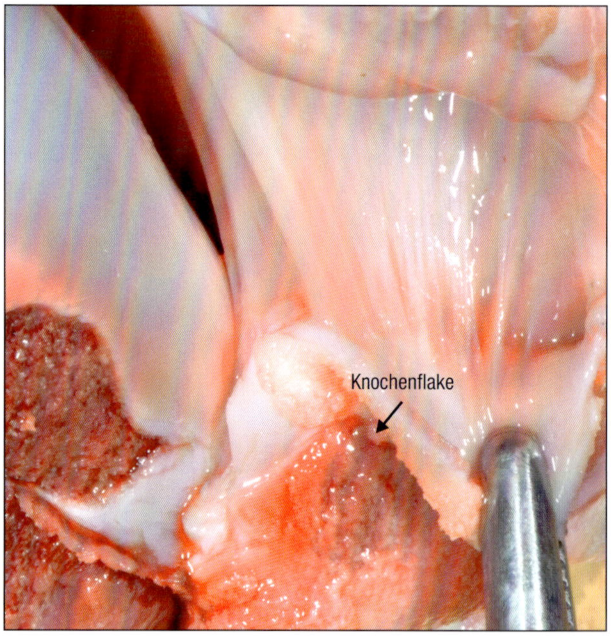

Abb. 13
HAGL am Leichenpräparat.

3.2 Indikation zur chirurgischen Behandlung der vorderen Schulterinstabilität

Die derzeitige Indikation zur arthroskopischen vorderen Schulterstabilisierung schließt Patienten aller Altersgruppen, und Aktivitätsniveaus mit rezidivierenden Schulterluxationen mit ein, wobei ein präoperativ suffizientes, jedoch letztlich erfolgloses Therapieregime angewendet wurde.
Die präoperativen Untersuchungen sollten eine reine anteriore oder anterior-inferiore Instabilität zeigen. Um die intraartikuläre Pathologie besser einschätzen zu können, sollte präoperativ eine MR-Arthrografie durchgeführt werden. Die Information über die genaue Labrumposition einerseits, aber vor allem über das vermehrte Kapselvolumen andererseits sind entscheidend für den Erfolg des arthroskopischen Vorgehens (**Abb. 14a, b**).

Knöcherne Defekte, die mehr als 30% der Glenoidfläche beteiligen, sind Kontraindikationen für die arthroskopische Versorgung. Handelt es sich bei den knöchernen Defekten um Glenoidrandfrakturen, so können diese mittels Fadenankertechniken refixiert werden, was jedoch ein hohes Maß an technischem Geschick und Erfahrung des Operateurs voraussetzt (**Abb. 15a, b**).

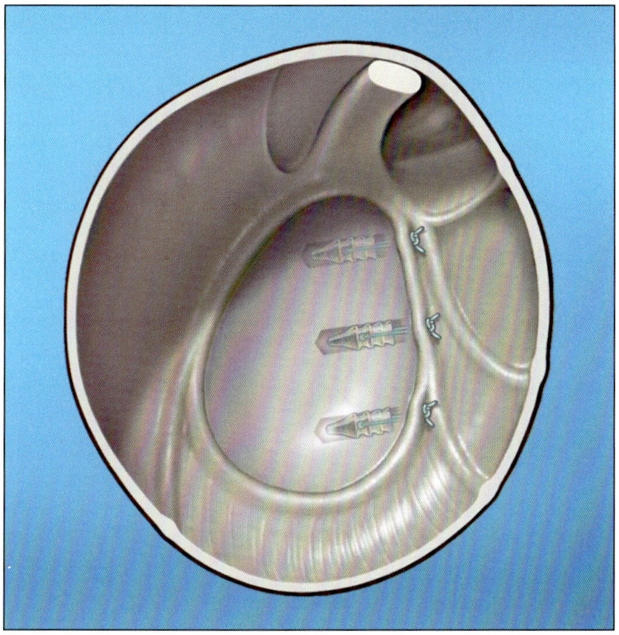

Abb. 14a
Schematische Darstellung einer Labrumrekonstruktion mittels Fadenanker (BioPlug®).

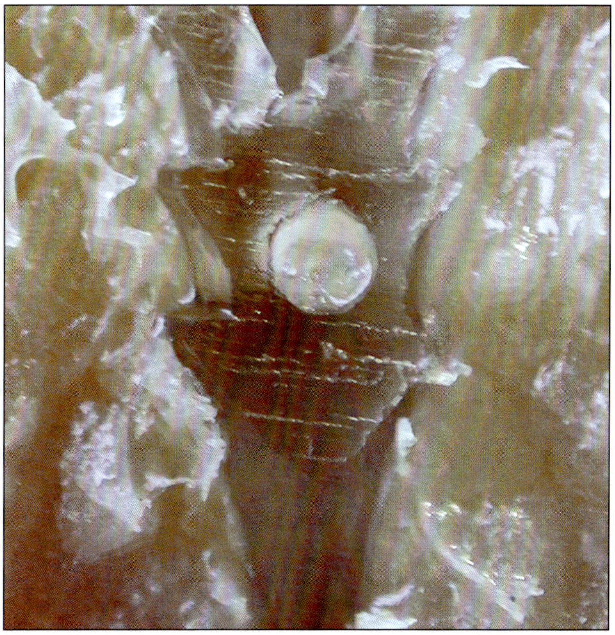

Abb. 14b
BioPlug® in situ.

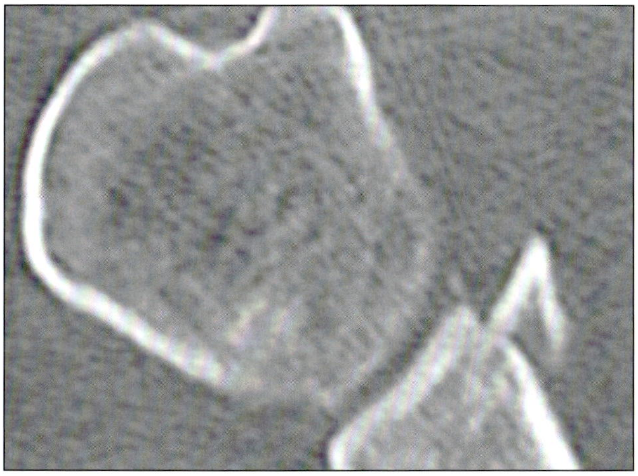

Abb. 15a
Präoperatives CT (axiales Schnittbild) einer dislozierten *Bankart*-Fraktur.

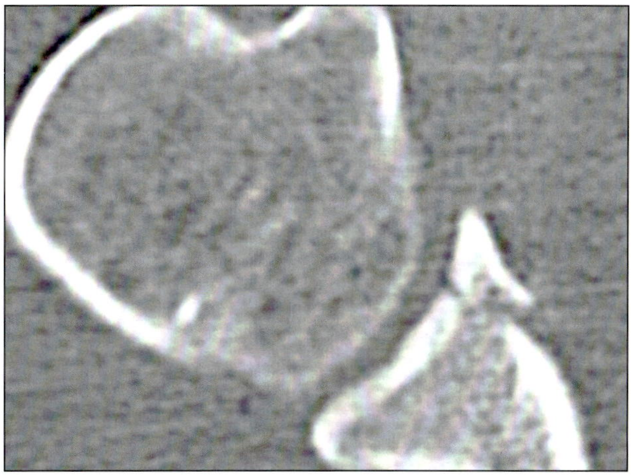

Abb. 15b
Postoperatives CT.

3.3 Operationstechnik

Bei der *Bankart*-Operation wird der vom knöchernen Pfannenrand abgerissene Labrum-Kapsel-Bandkomplex (**Abb. 16**) entgegen nicht-anatomischen Operationsverfahren *(Latarjet/Bristow, Putti-Platt, Eden-Hybinette)* möglichst anatomisch rekonstruiert. Diese anatomische Operationsmethode hat sich als goldener Standard in der Instabilitätschirurgie des Schultergelenks etabliert. Durch die Entwicklung spezieller Instrumente und Implantate und durch Verfeinerung der Operationstechnik kann heute in den meisten Fällen die *Bankart*-Operation arthroskopisch durchgeführt werden.

Über einen dorsalen Standardzugang wird das Arthroskop in das Glenohumeralgelenk eingeführt und standardisiert das Gelenk inspiziert.

Nach Anlegen eines anterosuperioren Instrumentierportals kaudal und medial des Bizepsankers in Outside-in Technik, mittels des **SPS** (**S**ecure **P**ortal **S**ystem™), werden nach Einführen eines Tasthäkchens die Gelenkbinnenstrukturen auf Stabilität und Integrität geprüft.

Zu achten ist dabei vor allem auf Begleitpathologien wie SLAP-Läsion, Kapselrupturen (HAGL-Läsion), osteochondrale Defekte, ALPSA-Läsion, etc.

Bestätigt sich intraoperativ eine *Bankart*-Läsion, wird der abgerissene Labrum-Kapsel-Bandkomplex mit einem scharfen Raspatorium entlang des vorderen Pfannenrandes mobilisiert, um bei der Rekonstruktion einen entsprechenden Kapselshift durchführen zu können. Dabei ist der Labrumkomplex soweit zu mobilisieren bis die Subscapularismuskulatur sichtbar wird.

Dies muss vor allem bei ALPSA-Läsionen, wo der Labrumkomplex an den medialen Scapulahals angewachsen ist, berücksichtigt werden.

In den allermeisten Fällen kann durch Einführen des Arthroskops an den vorderen Pfannenrand mit einer 30°-HOPKINS®-Optik das Labrum eingesehen werden.

Kann die Pathologie über das dorsale Portal nicht ausreichend beurteilt werden, wird – nach Anlegen eines anteroinferioren Portals, nahe der Subscapularissehne und möglichst lateral – das Arthroskop über das anterosuperiore Portal eingeführt und mit dem Raspatorium über das anteroinferiore Instrumentierportal das Labrum mobilisiert.

Nach Mobilisierung des Labrumkomplexes bis zu den intakten Labrumstrukturen (**Abb. 17**) wird der knöcherne Pfannenrand mittels Shaver angefrischt (**Abb. 18**).

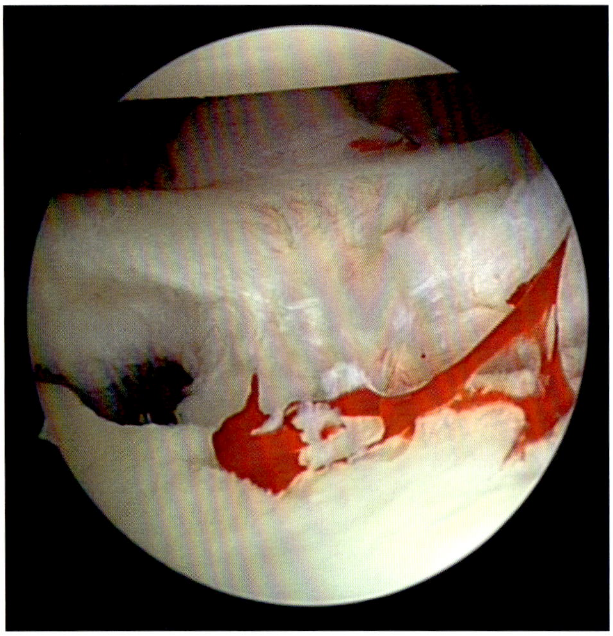

Abb. 16
Ventrale *Bankart*-Läsion.

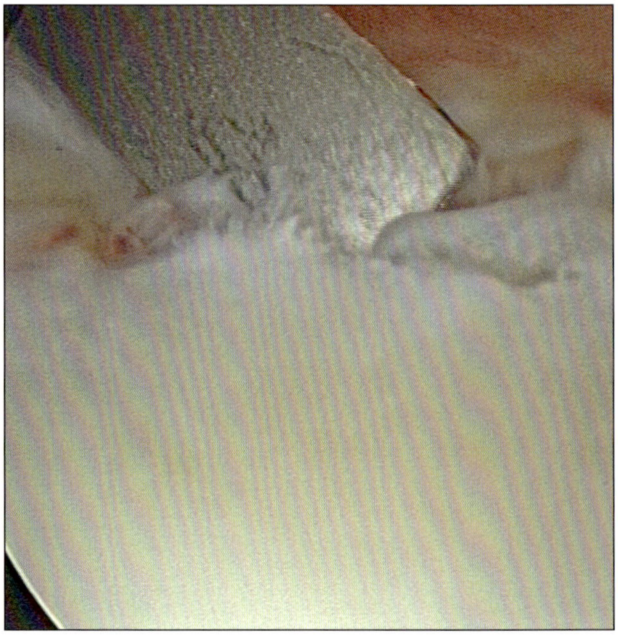

Abb. 17
Mobilisierung des Labrum glenoidale mittels Raspatorium.

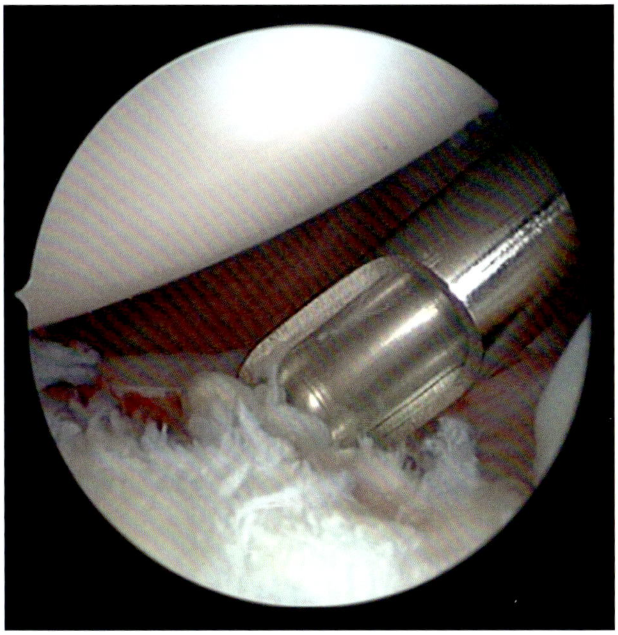

Abb. 18
Anfrischen des Glenoidrandes mittels Shaver.

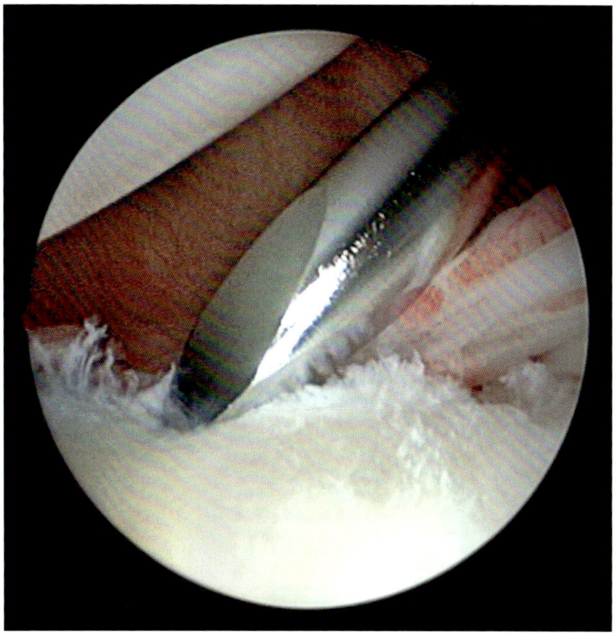

Abb. 19a
Anlegen des Bohrlochs für den BioPlug®.

Anschließend erfolgt das Anlegen des ersten Bohrlochs, indem der Bohrer über das anteroinferiore Portal am Pfannenrand in einem Winkel von ca. 45°, knapp proximal des intakten Labrums, eingebracht wird. (**Abb. 19a–c**).

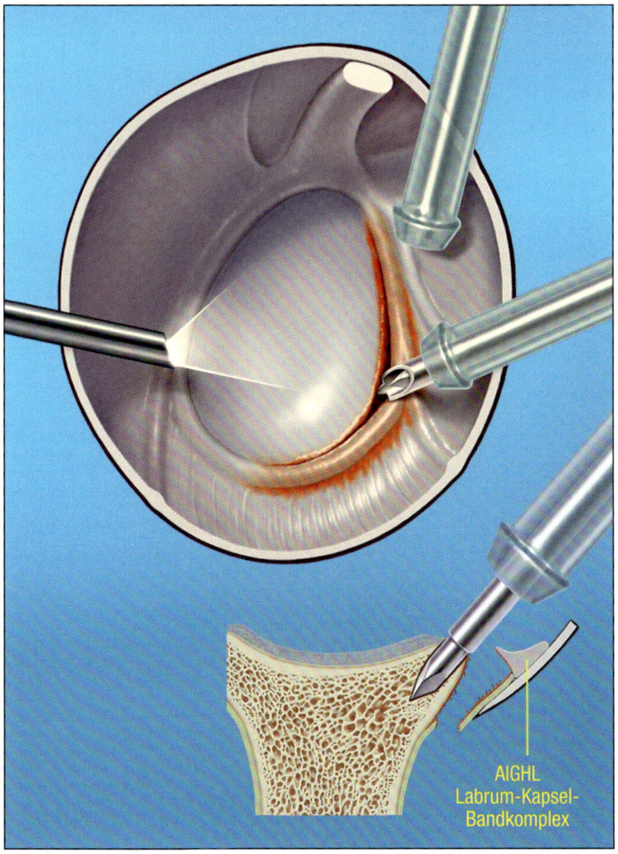

Abb. 19b
Grafische Darstellung der Bohrlochanlage.
AIGHL = Anterior-inferiores glenohumerales Band.

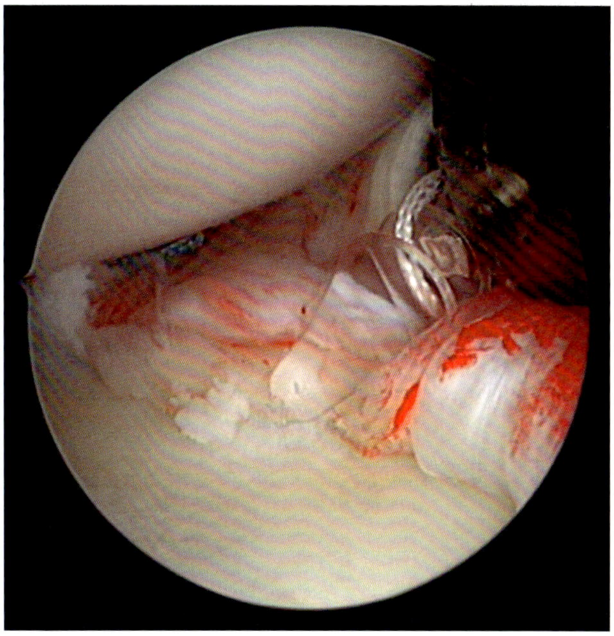

Abb. 19c
Platzierung des Nahtankers BioPlug® am ventralen Glenoidrand.

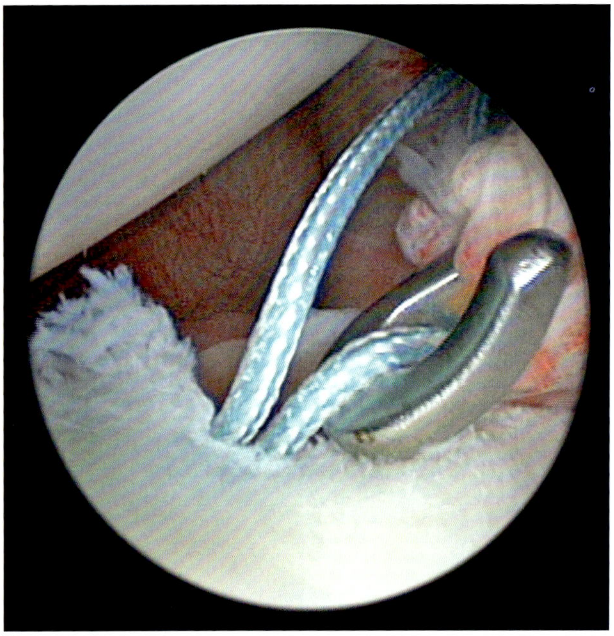

Abb. 20
Intraartikuläres Fadenmanagement.

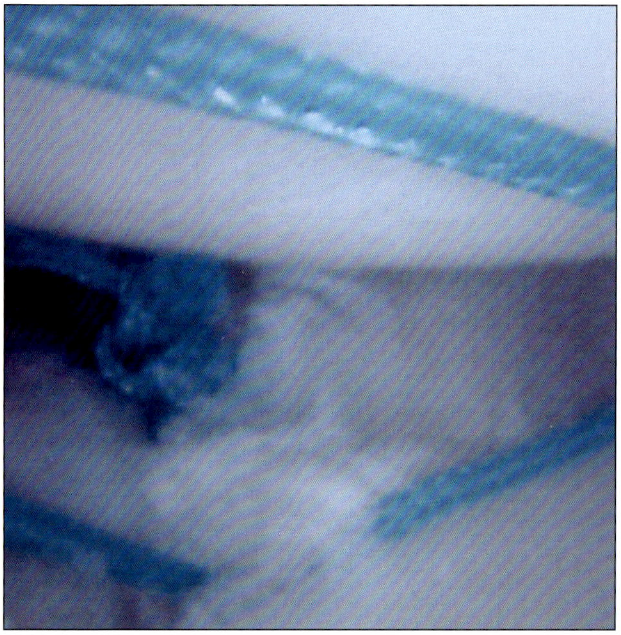

Abb. 21
„Triangle sign“: der Faden in der oberen Bildhälfte stellt die „Hypotenuse“ dar.

Um ein Abrutschen des Bohrers zu vermeiden, können Bohrhülsen verwendet werden. Es kann auch mit einem Wechselstab die geplante Bohrstelle mit dosierten Hammerschlägen angekörnt werden. Bewährt hat sich auch das Bohrloch zunächst wenige Millimeter im Knochen durch manuelles Drehen des Bohrfutters vorzubereiten, um es anschließend im Vorwärtslauf fertigzustellen.

Anschließend wird über das anteroinferiore Portal ein mit einem nichtresorbierbaren Faden armierter bioresorbierbarer Knochenanker eingebracht.

Metallanker sollten im Gelenksbereich wegen der Gefahr von iatrogenen Knorpelschäden nicht verwendet werden.

Der Anker sollte so eingebracht werden, dass ein Fadenschenkel nach lateral, der andere nach medial ausgerichtet ist.

Durch manuellen Zug an den Fadenenden wird die stabile Fixierung des Ankers überprüft.

Auf ein ungestörtes Gleiten der Fadenschenkel durch das Ankeröhr ist durch abwechselnden Zug an den Fadenenden zu achten.

Anschließend wird mit einem Fadenfänger (engl. crochet hook) der nach lateral gerichtete Fadenschenkel über das anterosuperiore Portal ausgeleitet (**Abb. 20**).

Zu beachten ist das sog. „triangle sign“, um ein Ausfädeln des Fadens aus dem Anker zu verhindern.

Dabei dürfen sich beim Ausleiten des Fadens mit dem Fadenfänger die zum Anker führenden Fadenschenkel nicht bewegen, d.h. nur der die „ Hypotenuse“ bildende Faden darf sich bewegen (**Abb. 21**).

Gelingt dies nicht, so können mit einem Knotenschieber etwaige Weichteilinterpositionen beseitigt werden.

Der laterale Fadenschenkel des Knochenankers ist nun über das anterosuperiore Portal, der mediale Fadenschenkel über das anteroinferiore Portal ausgeleitet.

Im nächsten Schritt wird mit der von den Autoren bevorzugten „Shuttle-Technik“ ein Nahtinstrument (Hohlnadelsystem) über das anteroinferiore Portal in den Gelenkraum eingeführt. Je nach den individuellen anatomischen Gegebenheiten sind diese Nahtinstrumente in unterschiedlichen Krümmungen und Winkelungen verfügbar.

Zu beachten ist, dass das Nahtinstrument ventral des Fadenschenkels eingeführt wird, um später einen „Twist“ der Fäden zu vermeiden.

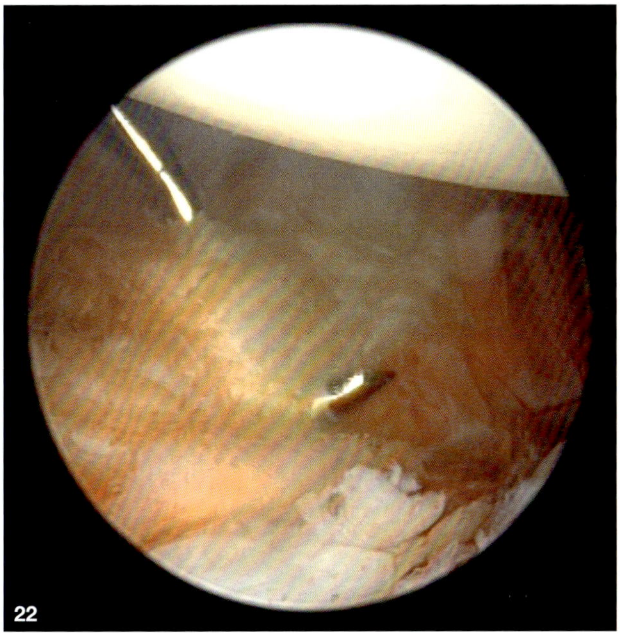
22

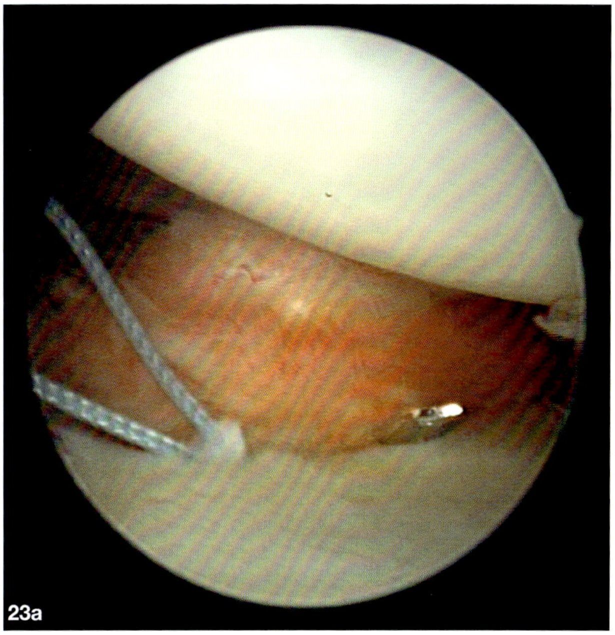
23a

Abb. 22, 23a, b
Durchstechen des ventralen Kapselkomplexes kaudal des Knochenankers.

Mit dem Nahtinstrument wird die Kapsel kaudal und lateral des Fadenankers durchstochen, nach kranial geshiftet und schließlich die Nadelspitze unter dem Labrum, kaudal des Knochenankers, ausgeleitet. (**Abb. 22, 23a, b,** und **24**).

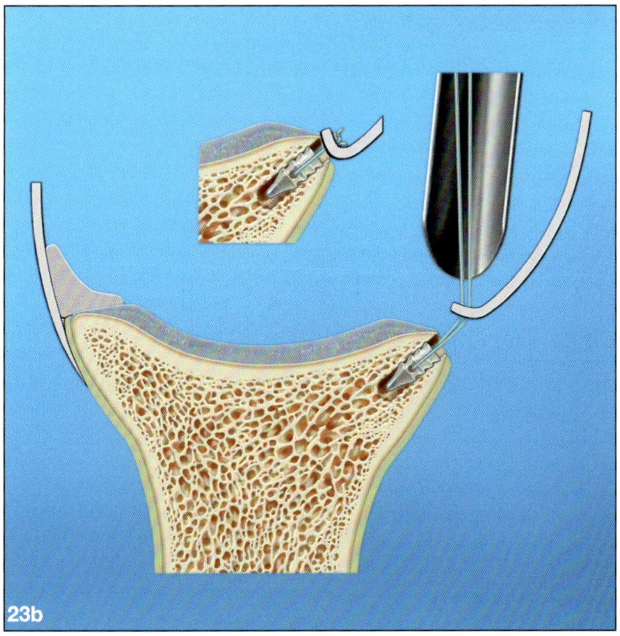
23b

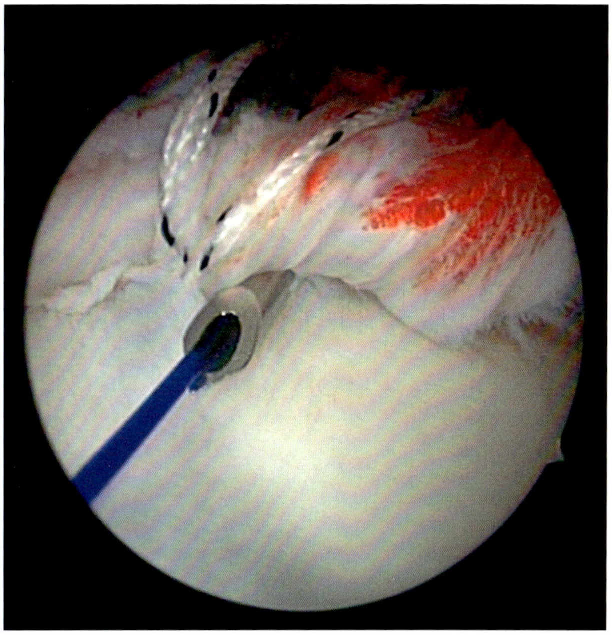

Abb. 24
Einbringen eines Shuttlefadens in das Gelenk.

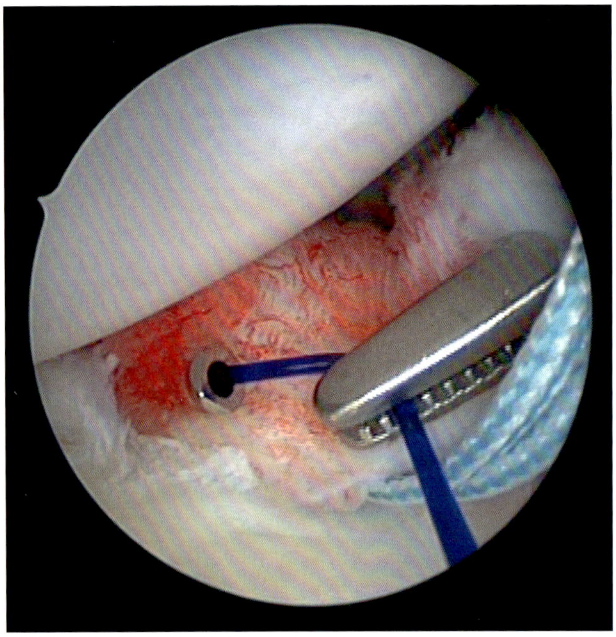

Abb. 25
Ausleiten des Shuttlefadens über das anterosuperiore Portal.

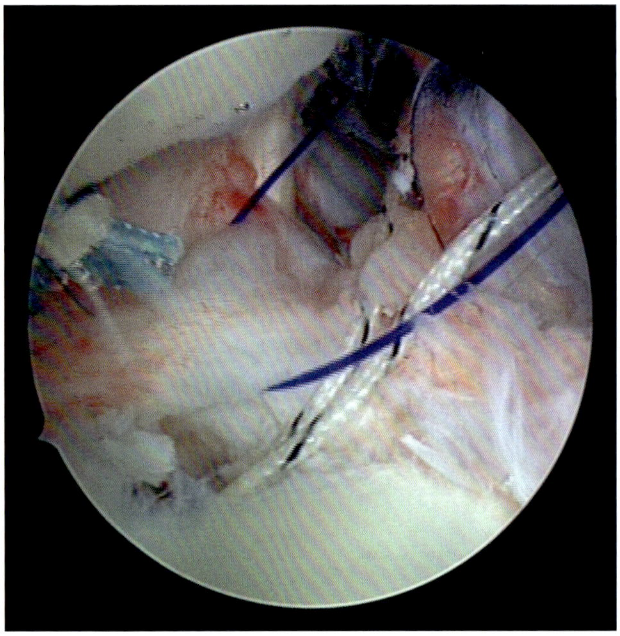

Abb. 26
Intraartikuläre Lage von Shuttle- und Ankerfäden zueinander.

Nach optimaler Platzierung der Nadelspitze wird der Shuttlefaden (üblicherweise ein resorbierbarer monofiler Faden, z.B. PDS®) in den Gelenkraum eingeführt und durch Fassen mittels Fassklemme über das anterosuperiore Portal ausgeleitet (**Abb. 25**).

Entfernen des Nahtinstruments über das anteroinferiore Portal.

Als nächstes wird im Shuttlefaden, der über das anterosuperiore Portal ausgeleitet wurde, eine Schlinge gebildet und der laterale Fadenschenkel des Ankers für einige Zentimeter durch diese Schlinge durchgezogen und verknotet.

Durch Zug am Shuttlefaden, der durch das anteroinferiore Portal ausgeleitet ist, wird der laterale Fadenschenkel des Knochenankers durch den Labrum-Kapsel-Bandkomplex „geshuttled“ und über das anteroinferiore Portal ausgeleitet (**Abb. 26**).

Der Shuttlefaden wird daraufhin entfernt.

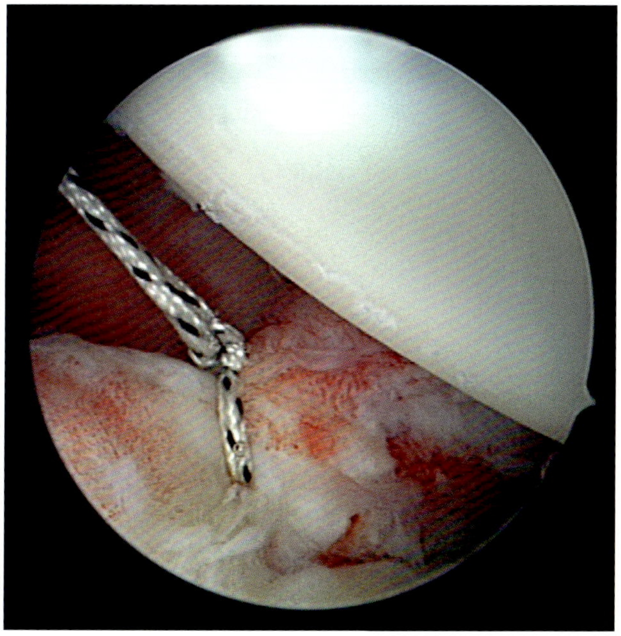

Abb. 27
Arthroskopische Labrumrekonstruktion.

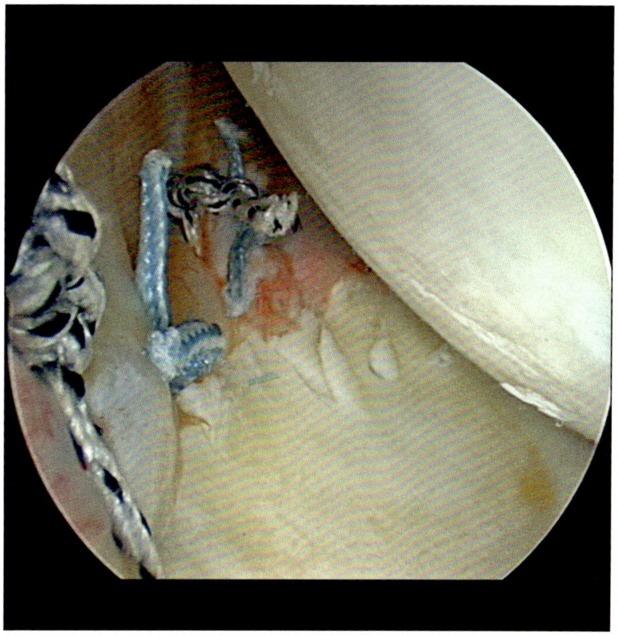

Abb. 28
Rekonstruiertes ventrales Labrum (Kamera anterosuperior).

Danach befinden sich beide Fadenschenkel über das anteroinferiore Portal ausgeleitet.

Durch Zug an den Fadenenden des nicht resorbierbaren Fadens wird auf eine ungehinderte Passage des Fadens durch das Ankeröhr und das Weichteilgewebe geachtet.

Ist der Faden freigängig, kann ein Rutschknoten geknüpft werden. Andernfalls ist ein „non-sliding knot“ zu knüpfen.

In jedem Fall kann durch Knoten des Fadens ein entsprechender Kapselshift und die Bildung eines „Neolabrums“ in U-Nahttechnik erzielt werden (**Abb. 27**).

Wichtig ist, dass derjenige Fadenschenkel, der durch die Kapsel geleitet wurde, der „Post“-Faden ist, damit nach dem Verknoten der Fäden der Knoten lateral an der Kapsel zu liegen kommt und nicht medial im Bereich des eingebrachten Knochenankers.

In der Folge werden je nach Ausmaß der Pathologie in einem Abstand von ca. 1 cm weitere Knochenanker eingebracht (**Abb. 28**).

4.0 Die multidirektionale Instabilität (MDI)

Multidirektionale Instabilität (MDI) der Schulter ist ein Zustand, in dem die Laxität in mehr als einer Richtung besteht: anterior, posterior, und inferior. Die Ursache für MDI ist multifaktoriell und nicht vollkommen geklärt. Viele Schultern mit übermäßiger Beweglichkeit sind asymptomatisch. Ein traumatisches Ereignis, wiederholtes Mikrotrauma, propriorezeptive Störung der dynamischen Stabilisatoren können verantwortlich dafür sein, dass eine asymptomatische, laxe Schulter symptomatisch wird. Trotz eines unvollständigen Verständnisses der Pathophysiologie von MDI können anatomische Abnormalitäten gefunden werden.

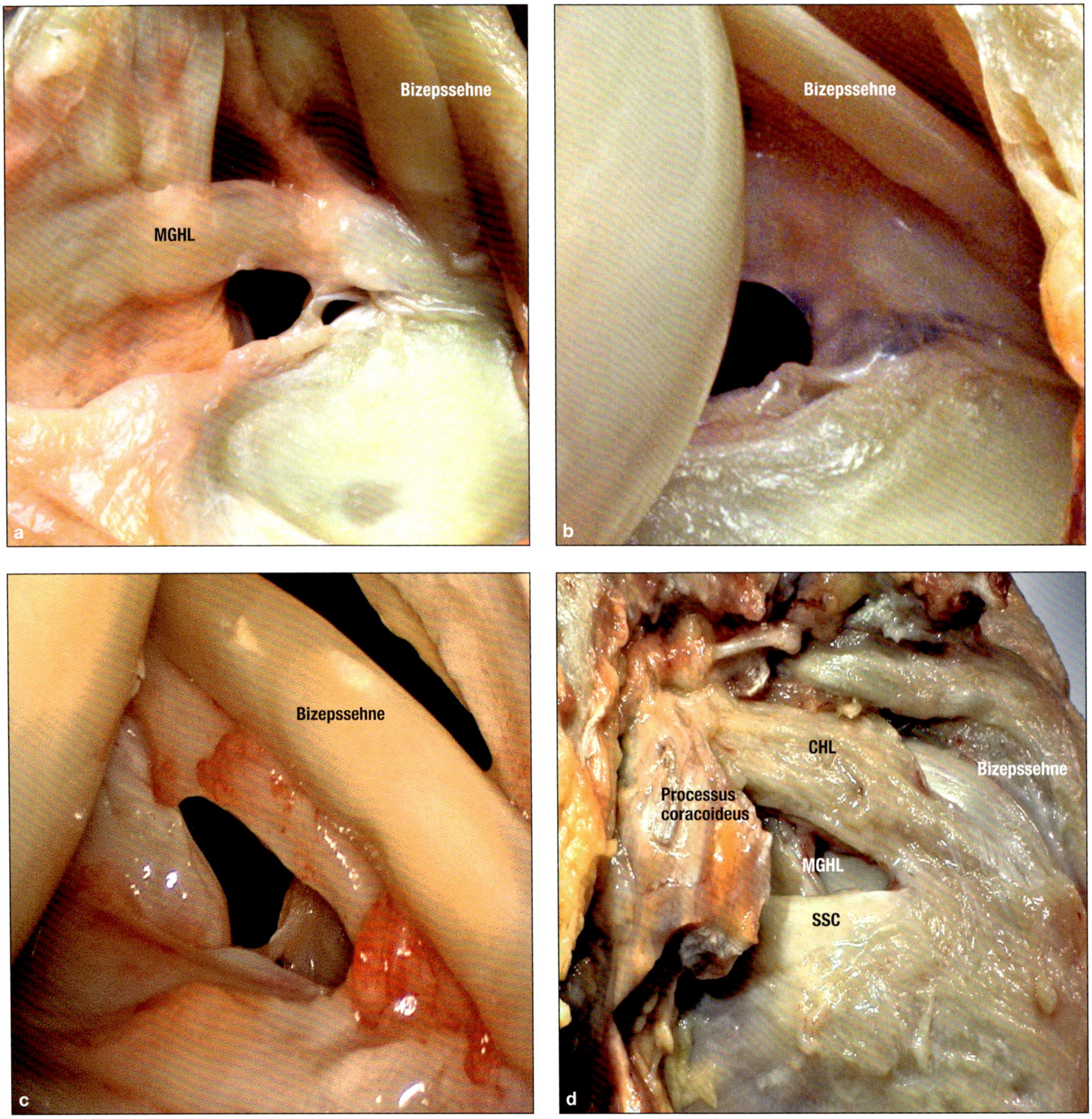

Abb. 29a–d
Verschiedene Ansichten des Rotatorenintervalls am Leichenpräparat.
CHL = coracohumerales Band; **MGHL** = Mittleres glenohumerales Band; **SSC** = Supscapularissehne.

Bei der Arthroskopie wird ein abnorm vergrößerter Raum des Glenohumeralgelenkes beobachtet. Dies wird auch als „Drive-through"-Zeichen des Gelenkes bezeichnet. Zusätzlich wird eine große axilläre Kapseltasche und ein weites Rotatorenintervall beobachtet. **Abb. 29a–d** zeigen das Rotatorenintervall bei einem Leichenpräparat.

Neer und *Foster*[20] haben die erste Serie von Patienten mit MDI 1980 beschrieben. Sie beschrieben eine inferiore Kapselshift-Operation, die bei 31 Ihrer Patienten zufriedenstellende Ergebnisse erbrachte, wobei die mediale oder die laterale Kapsel nach superior geshiftet wurde[20].

Obwohl nur wenige Berichte über mittel- bis langfristige Arbeiten vorliegen, sind die publizierten Ergebnisse zufriedenstellend, mit guten oder ausgezeichneten Ergebnissen in 75 bis 100%[20,70-72].

Wie auch die arthroskopische *Bankart*-Operation, hat auch die arthroskopische Behandlung der MDI ihre eigene Entwicklung erfahren.

Basierend auf einer offenen Technik von *Altchek*[70], wurde durch *Duncan* und *Savoie*[74] diese Operation arthroskopisch angewandt. Alle Patienten (n=10) hatten ein zufriedenstellendes Ergebnis. Obwohl die Ergebnisse vielversprechend waren, hat sich das Verfahren aufgrund seiner technischen Aufwendigkeit nicht durchgesetzt.

1992, wurde durch den Holmium-YAG Laser ein einfach und scheinbar komplikationslos anzuwendendes Instrument zur Kapselschrumpfung bei MDI eingeführt. Durch die einfache Handhabung kam es zu einem deutlichen Aufschwung in der operativen Behandlung der MDI.

1998 präsentierte, *Thabit*[73] die klinischen Ergebnisse von 41 mit lasergestützter Kapselschrumpfung behandelter Patienten. Alle Athleten konnten ihr präoperatives Sportniveau postoperativ erreichen, was bei den Fadentechniken nicht der Fall war. Jüngere Patienten hatten auch bessere Ergebnisse als alte Patienten.

Savoie und *Field* präsentierten eine neue Form von kapselförmiger Schrumpfung[75]. Mit der einpoligen Sonde wurde arthroskopisch die Gelenkskapsel geschrumpft. Zusätzlich wurde bei diesen Patienten auch ein arthroskopischer Rotatorenintervallverschluss, wie von *Treacy* beschrieben, durchgeführt[76]. Die Ergebnisse waren vergleichbar mit jenen, die durch Laser-Schrumpfungen und Naht-Techniken erzielt wurden, mit 28 von 30 Patienten, die ein zufriedenstellendes Ergebnis erlangten.

Ein alternatives arthroskopisches Verfahren für die Behandlung von MDI wurde von *Wichman* und *Snyder* beschrieben[77]. Dies ist ein Verfahren, bei dem mit multiplen Nähten das intraartikuläre Volumen verringert wird. Sie berichteten 80% gute oder ausgezeichnete Ergebnisse und bemerkten, dass 3 der 5 Misserfolge bei Patienten mit Arbeitsunfällen auftraten (**Abb. 30a, b**).

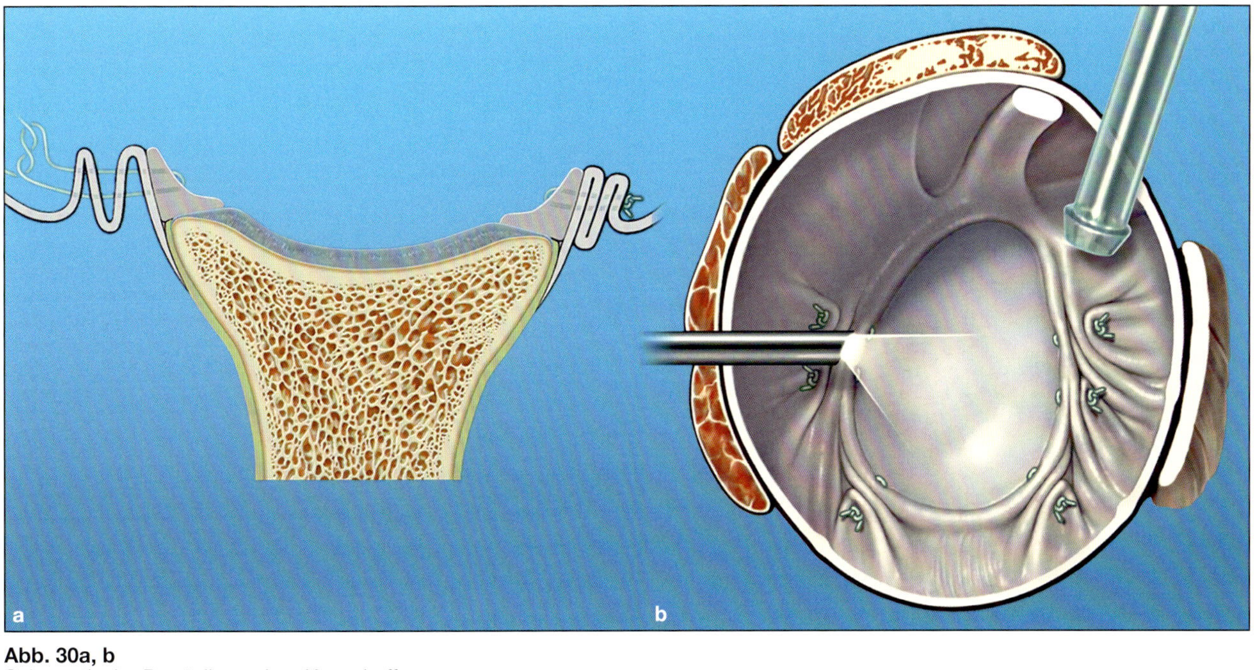

Abb. 30a, b
Schematische Darstellung einer Kapselraffung.

4.1 Indikation zur chirurgischen Behandlung der MDI

Die Behandlung von Patienten mit MDI hat ihren Schwerpunkt, einerseits in der richtigen Diagnosestellung und folgend in der Therapie der scapulastabilisierenden Muskeln sowie der Rotatormanschette. Das gezielte Training des M. deltoideus, M. pectoralis major, und M. latissimus dorsi wird hintangestellt bis ein Normalzustand der scapulastabilisierenden Muskeln und Rotatormanschettenfunktion erlangt ist.

Die Veränderungen der Lebens- und Sportgewohnheiten sind die ersten Ziele der Rehabilitation. Kombiniert mit einer gezielten Physiotherapie kann eine Rate zufriedenstellender Ergebnisse von mehr als 90% innerhalb von 6 Monaten erzielt werden.

Sollte trotz intensiver kontrollierter Physiotherapie kein zufriedenstellendes Ergebnis zustande kommen und Schmerzen sowie funktionelle Instabilität bestehen bleiben, sollte ein chirurgisches Vorgehen in Betracht gezogen werden. Hierbei ist das arthroskopische dem offenen Vorgehen vorzuziehen, da mit den unterschiedlichen Nahttechniken eine kontrollierte Raffung des Kapselvolumens unter Sicht möglich ist. Persönlich ziehen wir die Kapselraffung nach *Snyder*[77] den Kapselschrumpfungen vor, da diese auch den erprobten offenen Techniken mechanisch ähnlicher ist.

5.0 Die posteriore Instabilität

Die posteriore Instabilität ist schwierig sowohl in Diagnose als auch in der Behandlung. Das operative Vorgehen hat Misserfolgsraten von 30 bis 72%[20,22,78-86]. Diese hohen Misserfolgsraten können von einer einzelnen „wesentlichen“ Läsion herrühren, die verantwortlich für eine spätere Instabilität ist[15,78-86]. In Fällen von hinterer Instabilität kommt es zu einer Laxizität der posterior-inferioren Kapselligamente (IGHL), aber auch zu einer Zunahme der Laxizität der anterior-superioren Gelenkskapsel (SGHL, CHL, Rotatorenintervall).

Schwartz und *Warren*[22] fanden, dass Subluxationen dann auftraten, wenn man die Kapsel von 12 Uhr zu 6 Uhr durchtrennte, aber Luxationen konnten nur festgestellt werden, wenn auch die anterior-superiore Gelenkskapsel durchtrennt wurde (**Abb. 31**).

Zusätzlich wird diese Instabilitätsform dadurch kompliziert, dass manche MDI-Patienten ihre erste klinische Manifestation in einer dorsalen Instabilität haben, was Diagnostik und Therapie zusätzlich komplizieren[20,73,85]. Zahlreiche chirurgische Verfahren, wurden beschrieben um dieses Problem zu korrigieren, wie das Anbringen eines Knochenblockes am hinteren Glenoidhals, Glenoid-Osteotomie, reversed *Bankart*-Operation und der posteriore Kapselshift nach *Neer*[20,77-79].

Kombinationsverfahren aus den unterschiedlichen Techniken haben bessere Ergebnisse ergeben; die guten Ergebnisse der vorderen Instabilitätsoperationen konnten jedoch nicht erreicht werden.

Verbesserte arthroskopische Verfahren und Instrumente haben erfahrenen Chirurgen erlaubt, dieses schwierige Problem arthroskopisch zu rekonstruieren. Auf Grund der Tatsache, dass die hintere Schulterinstabilität viele Ursachen haben kann, hat das arthroskopische Vorgehen offensichtliche Vorteile. *Papendick* und *Savoie*[76] publizierten ihre Ergebnisse nach hinteren Instabilitätsoperationen. Mit 95% zufriedenen Patienten in ihrer Gruppe waren diese auffallend gut. *Savoie* und *Field*[85] berichten außerdem über ihre Ergebnisse bei 61 Patienten. Das technische Verfahren war abhängig von der intraartikulären Pathologie. Alle Patienten wurden nach 1 bis 7 Jahren nachuntersucht, wobei 55 Patienten (90%) stabil verblieben.

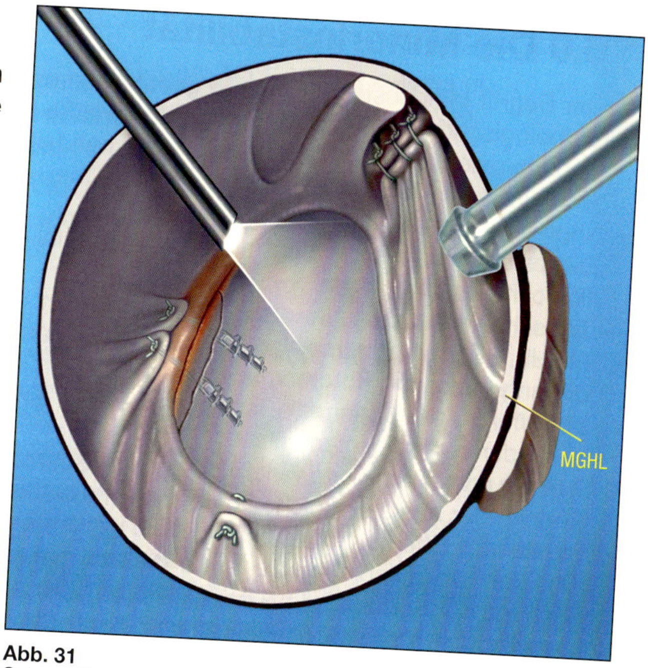

Abb. 31
Schematische Darstellung eines dorsalen Bankart-Repairs.
MGHL = mittleres glenohumerales Band

5.1 Indikation zur chirurgischen Behandlung der posterioren Instabilität

Primäre Indikationen zur operativen Behandlung von Patienten mit posteriorer Instabilität sind klinisch und funktionell behindernde Symptome der Instabilität. Präoperativ sollte jedoch unbedingt der Fokus auf eine intensive Physiotherapie gelegt werden.

Teil III – Das subakromiale Impingementsyndrom und seine Behandlung

1.0 Einleitung

Seit der Erstbeschreibung durch *C.S. Neer* aus dem Jahre 1972 hat sich der Terminus „subakromiales Impingementsyndrom“ als Sammelbegriff für die schmerzhafte Schulter weit verbreitet und die früher häufig verwandte Diagnose der „Periarthritis humeroscapularis“ (PHS) in der Terminologie abgelöst. Die PHS wurde 1872 von *Duplay* als ein Krankheitsbild der posttraumatischen Schulter beschrieben, charakterisiert durch Schmerzen und Bewegungseinschränkung, wobei *Duplay* dieses Krankheitsbild von traumatischen Schulterluxationen unterschied. Als Ursache sah er Läsionen der Bursa subacromialis und subdeltoidea an.

Codman stellte 1927 als erster eine Kausalbeziehung zwischen der Bursitis subacromialis und der Ruptur der Supraspinatussehne her.

1931 beschrieb *Meyer* das Prinzip der mechanischen Irritation der Rotatorenmanschette zwischen den rigiden Strukturen des korakoakromialen Bogens und dem Humeruskopf.

Das von *Neer* beschriebene subakromiale Impingement- oder Engpasssyndrom stellt ein eigenständiges Krankheitsbild dar, wobei die Sehnen der Rotatorenmanschette in ihrem Gleitraum zwischen Schulterdach und Oberarmkopf eingeengt werden.

2.0 Anatomie

Zu den anatomisch relevanten Strukturen für das Impingementsyndrom gehören der korakoakromiale Bogen, der sich durch das Ligamentum coracoacromiale zwischen Processus coracoideus und Unterfläche des Akromions ausspannt, und das angrenzende Akromioklavikulargelenk, die das Schulterdach bilden (**Abb. 1a–c**). Den Boden des Subakromialraumes bilden das Tuberculum majus und die oberen Anteile des Oberarmkopfes.

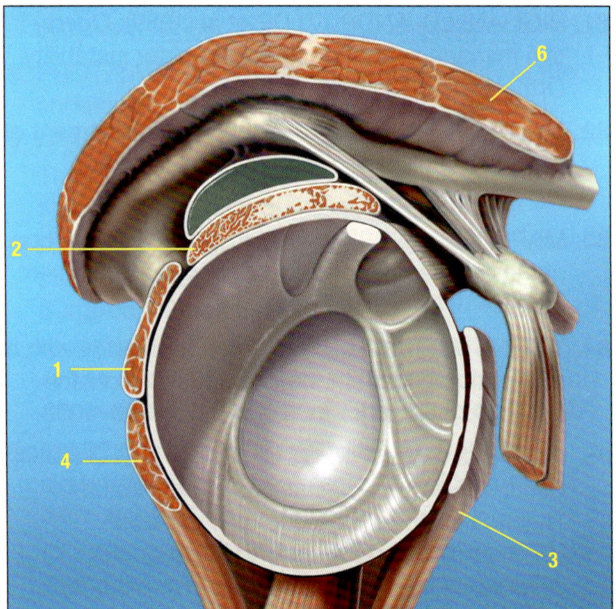

Abb. 1a
Schematische Darstellung des subakromialen Raumes mit Bursa subacromialis (**grün**).

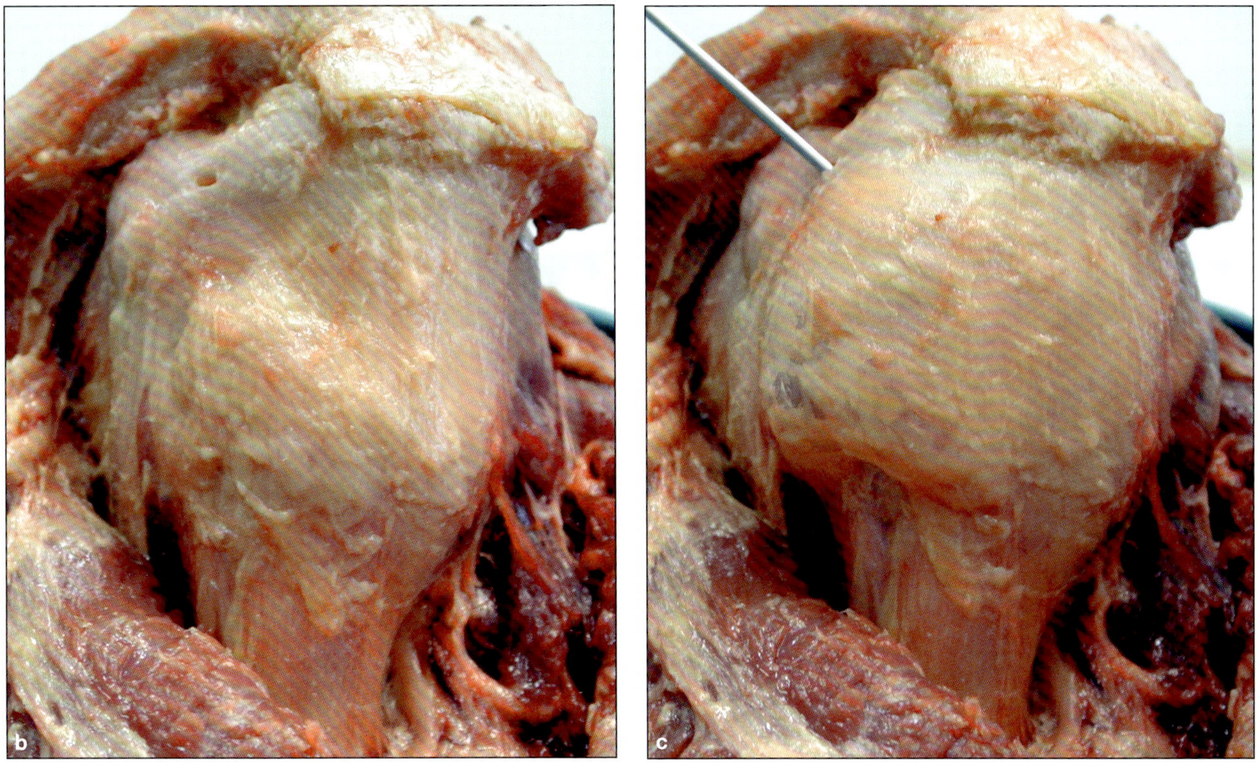

Abb. 1b, c
Leichenpräparat der Bursa subacromialis/subdeltoidea.

Zwischen diesen knöchernen Strukturen verlaufen die Sehnen der Rotatorenmanschette, die Sehne des langen Bizepskopfes, die Bursa subacromialis und subdeltoidea, sowie das korakoakromiale Ligament (**Abb. 2a, b**).

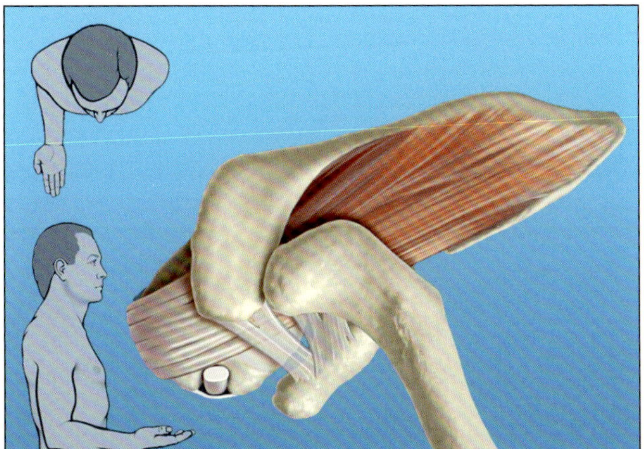

Abb. 2a
Schematische Darstellung des subakromialen Raumes in der Aufsicht in Neutralstellung des Armes.

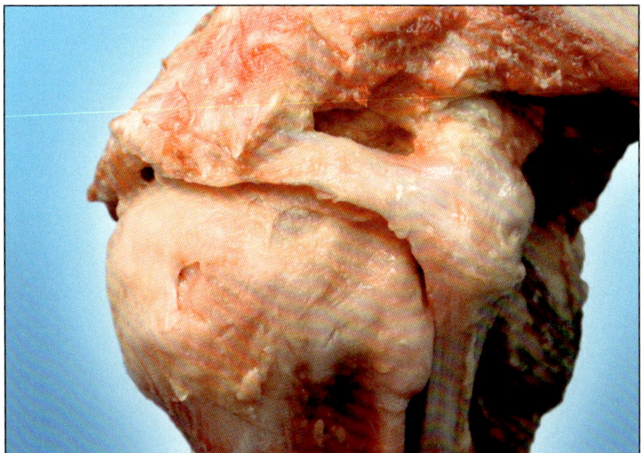

Abb. 2b
Leichenpräparat des subakromialen Raumes in Neutralstellung des Armes.

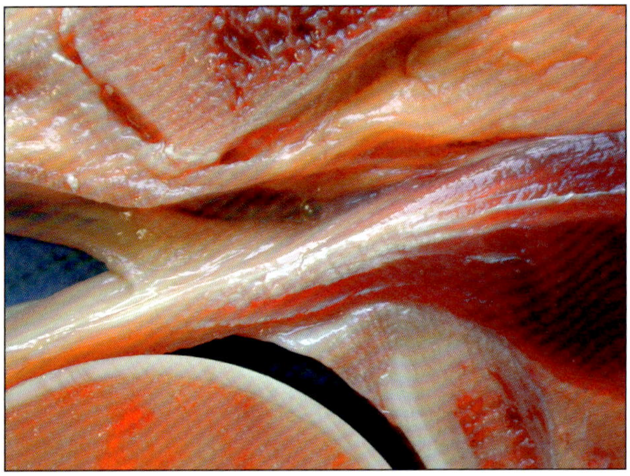

Abb. 3
Lagebeziehung der Supraspinatussehne zwischen Akromioklavikulargelenk und Humeruskopf.

Die Bursa subacromialis und subdeltoidea ermöglichen ein homogenes Gleiten der Sehnen zwischen Schulterdach und Oberarmkopf (**Abb. 3**).

In Neutralstellung des Schultergelenkes befinden sich der Ansatz der Supraspinatussehne am Tuberculum majus und die Sehne des langen Bizepskopfes vor dem korakoakromialen Bogen (**Abb. 2a**).

Bei Anteversion des Armes gleiten diese Sehnenstrukturen unter dem korakoakromialen Bogen und können daher bei strukturell oder funktionell bedingten Einengungen des Subakromialraumes irritiert werden und ein „Impingementsyndrom" hervorrufen (**Abb. 4a, b**).

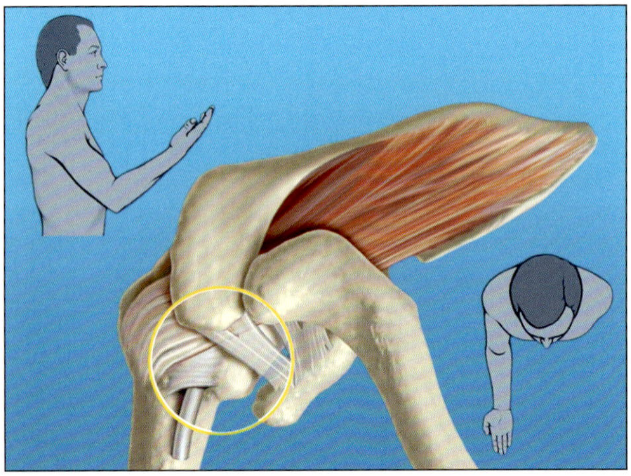

Abb. 4a
Schematische Darstellung des subakromialen Raumes in der Aufsicht in Anteversion des Armes.

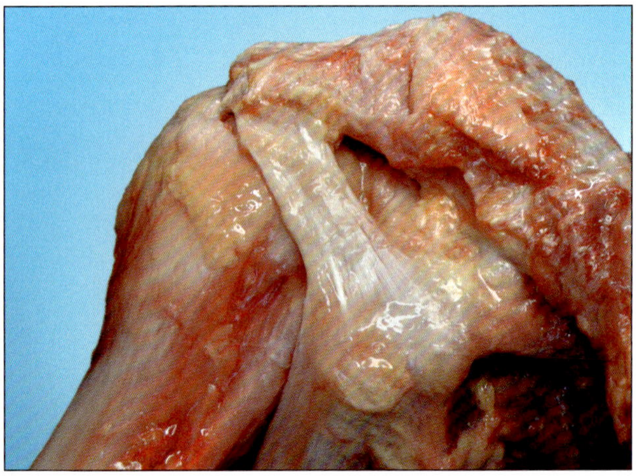

Abb. 4b
Leichenpräparat des subakromialen Raumes in Anteversion des Armes.

3.0 Pathophysiologie

Wenngleich die Anatomie des subakromialen Raumes bzw. die strukturellen Veränderungen, die ein Impingement verursachen können, weitgehend einheitlich dargestellt werden, so sind nach wie vor die pathophysiologischen Zusammenhänge von extrinsischen und intrinsischen Faktoren und deren Gewichtung in der Ätiologie des subakromialen Impingements Gegenstand kontroverser Diskussionen.

Man unterscheidet ätiologisch extrinsische von intrinsischen Faktoren, die wiederum primär oder sekundär ein Impingement verursachen können. Ein sekundäres Impingement stellt lediglich die Folgeerscheinung einer anderen, dem Krankheitsbild primär zugrunde liegenden Pathologie, z. B. einer Schulterinstabilität, dar.

3.1 Extrinsische Faktoren

Zu den häufigsten, ein Impingement auslösenden extrinsischen Faktoren zählt die subakromiale Spornbildung, die als Traktionsosteophyt des Ligamentum coracoacromiale in deren Ansatzbereich an der anterolateralen Unterfläche des Akromions, den subakromialen Gleitraum einzuengen vermag. Auch die Länge, Form und Neigung des Akromions haben einen Einfluss auf die Entstehung eines Engpass-Syndroms.

Bigliani und *Morrison* haben in einer allgemein anerkannten und weit verbreiteten Klassifikation die Akromionformen in drei unterschiedliche Typen eingeteilt (**Abb. 5a–c**).

Sie konnten anhand ihrer Studien an anatomischen Präparaten feststellen, dass das Auftreten einer kompletten Rotatorenmanschettenruptur umso größer ist, je mehr das Akromion nach anteroinferior geneigt ist.

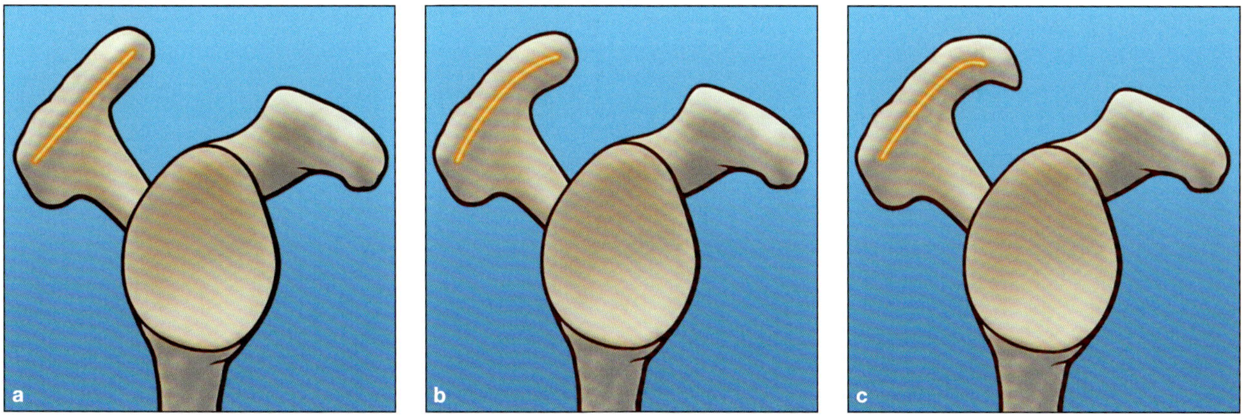

Abb. 5a–c
Akromiontyp I-III nach *Bigliani* und *Morrison*.
a – Typ I (flach), **b** – Typ II (gebogen), **c** – Typ III (hakenförmig)

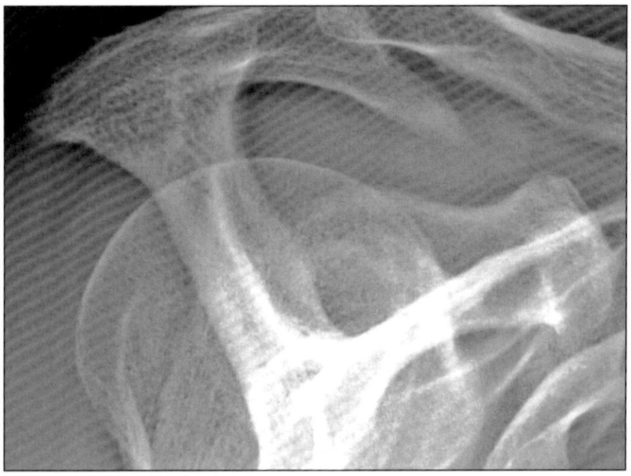

Abb. 5d
Präoperative Outlet-Aufnahme.

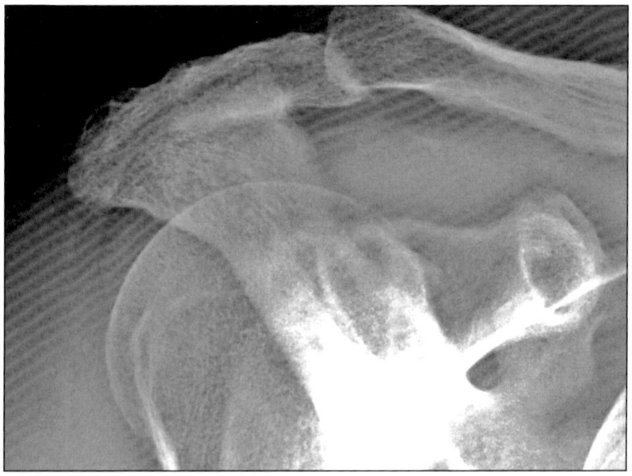

Abb. 5e
Postoperative Outlet-Aufnahme.

Osteophytenbildungen treten jedoch nicht nur an der Unterfläche des Akromions auf. Auch Arthrosen des Akromioklavikulargelenkes können an der Unterseite des Gelenkes Spornbildungen aufweisen, die den subakromialen Raum einengen und die darunter verlaufende Rotatorenmanschette irritieren (**Abb. 5d, e**).

Auch ein verdicktes und weit lateral am Akromion inserierendes Ligamentum coracoacromiale kann vor allem bei Schulterelevation und gleichzeitiger Innenrotation des Armes ein Impingement der Supraspinatussehne und der Sehne des langen Bizepskopfes am lateralen Rand des Ligaments hervorrufen.

Ein Os acromiale (**Abb. 6**) und eine Akromionpseudarthrose können ebenfalls durch eine vermehrte Neigung der vorderen Akromionanteile nach kaudal, bedingt durch den Zug des Ligamentum coracoacromiale und des M. deltoideus und die Instabilität im Bereich der knöchernen Läsion, eine Einengung des subakromialen Raumes bedingen.

Eine weitere Ursache für ein subakromiales Impingementsyndrom stellen Kalkdepots im Ansatzbereich der Supraspinatussehne dar.

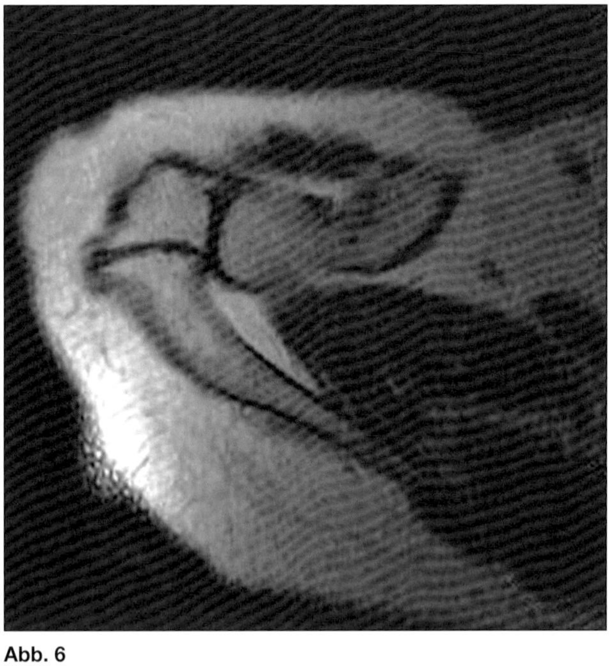

Abb. 6
Axiales MRT-Bild eines Os acromiale.

Weitere **extrinsische** Ursachen können sein:

- Dislozierte Tuberculum majus-Fraktur (**Abb. 7**).
- Eine zu kaudal platzierte Oberarmkopfprothese bzw. inkorrekte Refixation des Tuberculum majus bei Frakturprothesen (**Abb. 8**).

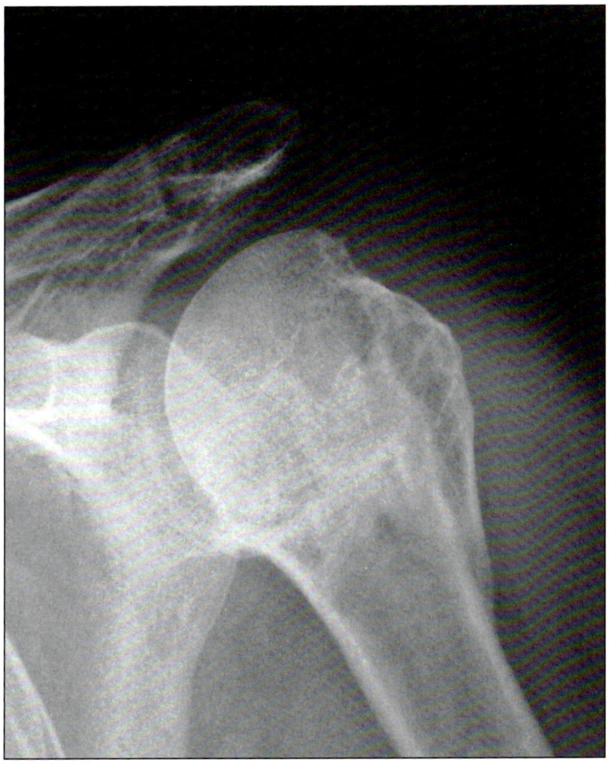

Abb. 7
Disloziertes Tuberculum majus-Fragment nach Osteosynthese einer Humeruskopftrümmerfraktur.

3.2 Intrinsische Faktoren

Zu den **intrinsischen** Faktoren zählen im engeren Sinn:

- die degenerative, nicht entzündliche Tendinose der Rotatorenmanschette (RM): mit zunehmendem Alter steigt die Inzidenz von RM-Läsionen. Mehr als die Hälfte der über Sechzigjährigen weist asymptomatische Teil- oder Komplettrupturen der RM auf.
- Minderdurchblutung im Ansatzbereich der RM.
- Overuse-Syndrom: immer wiederkehrende Überkopfbewegungen führen zu entzündlichen Veränderungen und Schwellungen an der Bursa subacromialis und den Sehnen der RM.
- Muskelinsuffizienz der RM: eine muskuläre Schwäche der RM kann zu einer proximalen Migration des Caput humeri, bedingt durch den verstärkten Muskelzug des M. deltoideus, führen.
- Fehlstellung der Scapula bei muskulären Dysbalancen.
- Narbenprozesse an der RM postoperativ oder posttraumatisch: unzureichende körpereigene Reparationsmechanismen führen zur Entstehung von minderwertigem Ersatzgewebe.
- Verdickung der Sehnenenden der RM nach partiellen oder kompletten Rupturen.

4.0 Klinisches Erscheinungsbild

Der Schmerz ist das Hauptsymptom, weniger die Bewegungseinschränkung oder die Kraftabschwächung (abhängig vom Krankheitsstadium und der Krankheitsdauer).

Typische Schmerzanamnese beim subakromialen Impingementsyndrom:

- Meist langsamer Beginn mit zunehmender Schmerzakzentuierung.
- Nachtschmerz.
- Schmerzhafter Bogen zwischen 80° und 140° Abduktion.
- Häufig schmerzhafte Innenrotation.
- Schmerzlokalisation am Oberarm lateral und ventral.
- Schmerzhafte Kraftabschwächung in mittlerer Anteversion der Schulter.

Durch subakromiale Infiltration eines Lokalanästhetikums sistiert oft schlagartig der Schmerz und sekundäre Symptome wie Armschwäche und eingeschränkte Beweglichkeit erreichen wieder annähernd Normalwerte (wichtiges differentialdiagnostisches Hilfsmittel: LA-Test).

Bleibt eine Schwäche vorhanden, so sind eine RM-Ruptur und neurogene Ursachen für das Funktionsdefizit auszuschließen.

Bei anhaltender Bewegungseinschränkung müssen eine primäre und sekundäre Frozen Shoulder, Arthrosen, Arthritiden, in die Differentialdiagnostik miteinbezogen werden. Die Frozen Shoulder ist eine der häufigsten nicht gestellten Diagnosen im Schultergürtelbereich!

Die klinische Symptomatik des subakromialen Impingementsyndroms kann der anderer Krankheitsbilder sehr ähnlich sein und dadurch die Behandlung der auslösenden Ursache erschweren.

Es müssen vor allem beim jüngeren Patienten die glenohumerale Instabilität in die differentialdiagnostischen Überlegungen miteinbezogen werden, obgleich eine Instabilität sekundär eine subakromiale Impingementsymptomatik verursachen kann. Hier gilt es jedoch primär die Instabilität zu diagnostizieren und zu behandeln.

Weiters können inzipiente Omarthrosen, eine beginnende adhäsive Kapsulitis, Nervenkompressionssyndrome, Bursitiden anderer Genese (Gicht, chronische Polyarthritis) und vor allem Zervikalsyndrome die Symptome eines subakromialen Impingementsyndroms imitieren.

5.0 Diagnostik

5.1 Anamnese

An erster Stelle in der Diagnostik steht eine ausführliche und sorgfältig geführte Anamnese.

Die Frage nach der Händigkeit des Patienten, Beruf und Sport bzw. -Freizeitaktivitäten, systemische Krankheiten, vorangegangene Traumen und/oder Operationen stellen einen wesentlichen Teil der Anamnese dar.

Die Schmerzanamnese muss sorgfältig geführt werden.

Folgende Fragen sollten in der Anamnese inkludiert sein:

- Kann der Schmerz durch Analgetika oder physikotherapeutische Maßnahmen beeinflusst werden?
- Was ist die schlechteste Bewegung für die Schulter?
- Können Sie in der Nacht auf der Schulter schlafen?
- Haben Sie das Gefühl, dass Sie passiv eingeschränkt sind in Ihrer Beweglichkeit?
- Wirksamkeit subakromialer Infiltration eines Lokalanästhetikums?
- Wodurch ist der Schmerz provozierbar?

5.2 Klinische Untersuchung

Eine sorgfältige systematische klinische Untersuchung des Schultergelenkes führt in Zusammenschau mit einer ausführlichen Anamnese und korrekt eingestellten Röntgenbildern in 3 Ebenen in einem hohen Prozentsatz zur richtigen Diagnose eines subakromialen Impingementsyndroms.

Die klinische Untersuchung soll in jedem Fall eine klinische Untersuchung der HWS sowie einen groben neurovaskulären Status beinhalten.

Bei der klinischen Prüfung des Schultergelenks bzw. des Schultergürtels wird nach Inspektion und Palpation das aktive und passive Bewegungsausmaß sowie die grobe Kraft im Seitenvergleich geprüft.

Anschließend soll durch die Anwendung spezieller Schultertests (Impingement-Tests, RM-Tests, LBS-Tests, Stabilitätsprüfung, AC-Gelenktests u.s.w.) und der zur Differentialdiagnose sehr hilfreiche LA-Test die auslösende Ursache der Beschwerden weiter eingegrenzt werden.

5.3 Radiologische Untersuchung

Standardröntgenaufnahmen: dazu zählen die wahre *anteroposteriore,* die *axiale* und die sog. *„Supraspinatus Outlet-"* oder *„Scapula-Y-"Aufnahme.*

Bei der anteroposterioren (a.p.)-Röntgennativaufnahme soll der glenohumerale Gelenkspalt orthograd getroffen werden, um degenerative Gelenkveränderungen besser beurteilen und klassifizieren zu können.

Dies wird erreicht, indem der Zentralstrahl um ca. 45° von medial nach lateral geschwenkt wird und die Filmkassette dem Skapulakörper dorsal direkt anliegt bzw. der Oberkörper des Patienten bei fixiertem Zentralstrahl um 45° aufgedreht wird.

Bei einem chronischen subakromialen Impingementsyndrom findet man häufig in der a.p.-Aufnahme subchondrale Zystenbildungen und Sklerosierungen am Tuberculum majus, sowie auch Sklerosen an der akromialen Unterfläche (sog. Augenbrauenzeichen) (**Abb. 8**).

In der axialen Aufnahme kann vor allem ein Os acromiale, dessen Häufigkeit nach Angaben in der Literatur zwischen 2,7 und 8% liegt, leicht entdeckt werden.

Zur Beurteilung des subakromialen Raumes dient uns die von *Neer* 1987 beschriebene Supraspinatus Outlet-Aufnahme (**Abb. 9**).

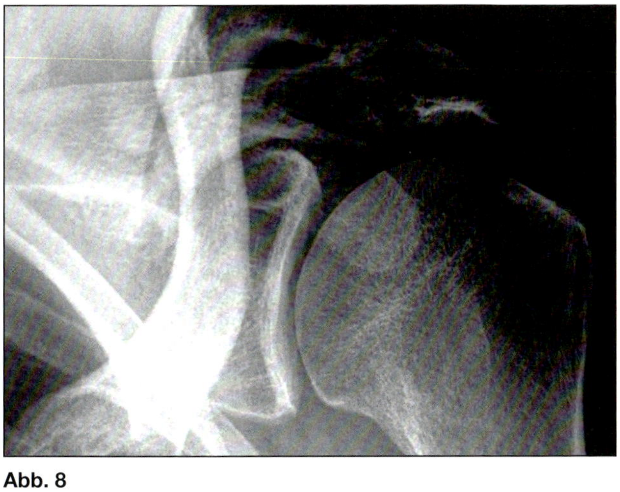

Abb. 8
Knochensklerose an der akromialen Unterfläche.

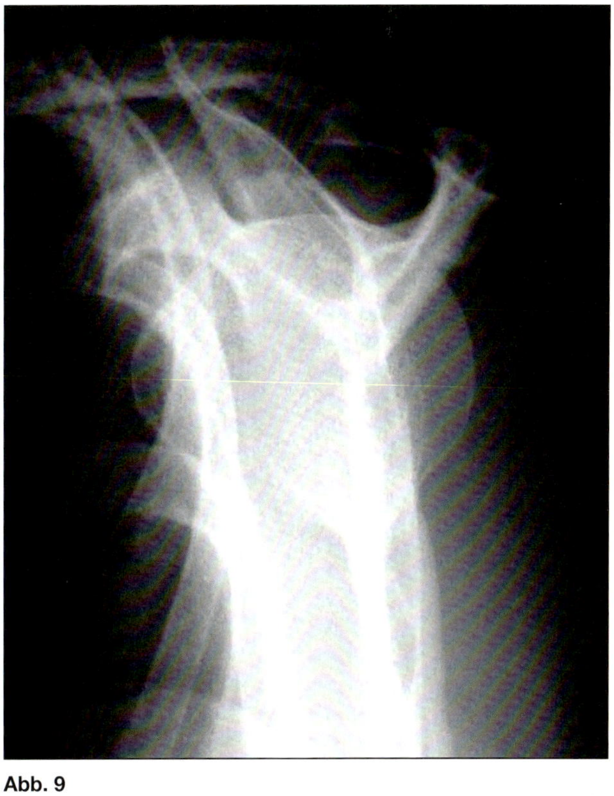

Abb. 9
Supraspinatus Outlet-Aufnahme (engl. *supraspinatus outlet view*).

Die Supraspinatus Outlet-Aufnahme wird im Stehen und bei herabhängendem Arm durchgeführt.

Der Oberkörper des Patienten wird soweit aufgedreht (ca. 45°), bis der Schulterblattkörper senkrecht zur Filmkassette steht.

Die Schulter des Patienten liegt der Filmkassette direkt an, der Zentralstrahl verläuft von medial nach lateral und ist ca. 15° nach kaudal geneigt.

Mit einer korrekt eingestellten Supraspinatus Outlet-Aufnahme kann die knöcherne Anatomie des Akromions (Form, Neigung, Dicke und subakromiale Fläche) gut beurteilt werden.

Der Skapulakörper kommt im Profil zur Darstellung und der Processus coracoideus projiziert sich nach anterior, die Spina scapulae nach posterior.

Dadurch wird ein „Y“ gebildet und die Fossa supraspinata dargestellt.

Die Gelenkspfanne und der Oberarmkopf kommen im Zentrum des „Y“ sich einander überlagernd zur Darstellung.

Der im Röntgen sichtbare Raum zwischen Oberarmkopf und Akromion stellt den Supraspinaus Outlet dar.

Fakultativ: *die 30° kaudal geneigte a.p.-Aufnahme*
Bei dieser Aufnahme kommen anteroinferiore Osteophytenbildungen am Akromion gut zur Darstellung.

Zanca-Aufnahme: bei dieser Aufnahme wird der Zentralstrahl mit einer Neigung von 10° nach kranial in a.p.-Richtung auf das AC-Gelenk eingestellt.

Dabei muss die Röntgenspannung um 30–50% reduziert werden im Vergleich mit der üblicherweise bei der Schultergelenksaufnahme verwandten Spannung.

Mit dieser Aufnahme kommen AC-Arthrosen, freie Gelenkskörper, Osteolysen und Osteophyten an der lateralen Klavikula besonders gut zur Darstellung.

6.0 Die Behandlung des subakromialen Impingementsyndroms

Neer hat drei Krankheitsstadien des subakromialen Impingementsyndroms beschrieben.

Stadium I: ist charakterisiert durch Ödeme und Einblutungen in der Bursa und der Rotatorenmanschette. Häufig findet sich dieses Krankheitsstadium bei unter 25-jährigen und ist reversibel.

Stadium II: hier finden sich bereits irreversible Veränderungen an der Rotatorenmanschette, wie Fibrose und Tendinitis. Der Häufigkeitsgipfel liegt zwischen dem 25. und 40. Lebensjahr.

Stadium III: tritt meist bei über 40-jährigen Patienten auf und ist gekennzeichnet durch Teil- oder Komplettrupturen der Rotatorenmanschette.

6.1 Konservative Behandlung

Verschiedene klinische Studien berichteten über die erfolgreiche konservative Behandlung des subakromialen Impingementsyndroms Stadium I und II nach *Neer* in etwa 70% der Fälle.
Die konservative Therapie konzentriert sich neben der Verabreichung nichtsteroidaler Antirheumatika und subakromialer Infiltrationen von Kortikosteroiden vor allem auf ein gezieltes Physiotherapieprogramm, das Dehnungsübungen des Schultergürtels und Muskelkräftigung der Humeruskopfdepressoren mit dem vorrangigen Ziel einer Verbesserung der Propriorezeption beinhaltet. Das Training der Skapulastabilisatoren muss immer ein Teil des Physiotherapieprogramms in der Behandlung des subakromialen Impingementsyndroms sein.

6.2 Operative Behandlung

Sollte eine konsequent durchgeführte konservative Behandlung zu keiner dauerhaften Besserung des klinischen Beschwerdebildes führen, so ist die subakromiale Dekompression bzw. vordere Akromioplastik angezeigt.

Zahlreiche Publikationen belegen annähernd gleich gute langfristige Ergebnisse nach offener Akromioplastik oder arthroskopischer subakromialer Dekompression (ASD) zur Behandlung des subakromialen Impingementsyndroms.

Die arthroskopische Technik weist gegenüber der offenen Operationsmethode zahlreiche Vorteile auf und ist beim heutigen Stand der Technik dem offenen Vorgehen vorzuziehen.

Die Technik der offenen, vorderen Akromioplastik zur Behandlung des chronischen, subakromialen Impingementsyndroms wurde 1972 von *Neer*[25] beschrieben. Zahlreiche Studien belegten die therapeutische Wirksamkeit dieser Operationstechnik, die in den darauf folgenden Jahren zum „Goldenen Standard“ wurde[4, 5, 15, 16, 24–26, 34, 38, 43–45].

Durch die technische Weiterentwicklung von arthroskopischen Geräten und Instrumenten ist es *Johnson* 1986[20] gelungen, die von *Neer* beschriebene Akromioplastik arthroskopisch durchzuführen.

1987 wurde von *Ellman*[10,11] die Technik der arthroskopischen subakromialen Dekompression (ASD) und die ersten Nachuntersuchungsergebnisse dieser neuen Operationstechnik beschrieben.

Das Ziel der ASD ist, wie bei der offenen Akromioplastik, die Erweiterung des Supraspinatus-Outlet, um ein störungsfreies Gleiten der Sehnen der Rotatorenmanschette unter dem Schulterdach zu ermöglichen.

Dies wird erreicht, indem hypertrophes und fibrosiertes Gewebe der Bursa subacromialis entfernt, das Ligamentum coracoacromiale von seiner knöchernen Insertion an der akromialen Unterfläche abgelöst und in den Subakromialraum vorstehende Osteophyten reseziert werden[1, 2, 7, 8, 10-14, 17, 18, 22, 23, 27-29, 31-33, 35-37, 39, 41, 42, 46].

Indikationen zur ASD

- Schmerzhaftes Schultergelenk, therapie-refraktär, aber temporär ansprechend auf subakromiale Infiltration mit lokalem Schmerzmittel[3].
- Spornbildungen subakromial und/oder an der Unterfläche der lateralen Klavikula.
- Minimal dislozierte (< 5mm), in Fehlstellung verheilte, Frakturen des Tuberculum majus, verbunden mit therapierefraktärer subakromialer Schmerzsymptomatik.
- Bursaseitige Partialruptur der Rotatorenmanschette mit Schmerzen.
- Rekonstruierbare Komplettrupturen der RM und subakromiale Spornbildung (ASD + RM-repair, offen/mini open/arthroskopisch).

Kontraindikationen zur ASD

- Subakromiale Schmerzsymptomatik, verursacht durch intrinsische Faktoren.
- Akromion Typ I.
- Glenohumerale Instabilität.
- Primäre „Frozen Shoulder“.
- Gerinnungsstörung.

Röntgenuntersuchung

Vor jeder ASD sind standardisierte Röntgenaufnahmen der Schulter in 3 Ebenen anzufertigen.

- a.p.-Aufnahme in Neutralstellung des Armes.
- axiale Aufnahme.
- Outlet view-Aufnahme.

Mit der Outlet view-Aufnahme kann die Form und Neigung des Akromions entsprechend der Akromionklassifikation nach *Bigliani,* als auch die Dicke des Akromions nach der Klassifikation nach *Snyder* bestimmt werden.

Dadurch lässt sich präoperativ das Ausmaß der zu resezierenden Knochenfläche abschätzen.

7.0 Operationstechnik

7.1 Operationsinstrumentarium

In der Regel kann die ASD mit den arthroskopischen Standardinstrumenten, wie sie bei der Schulterarthroskopie Verwendung finden, durchgeführt werden.

Für die Knochenresektion werden unterschiedliche Fräsen (kugelförmig oder oval) verwendet (**Abb. 10a–c**).

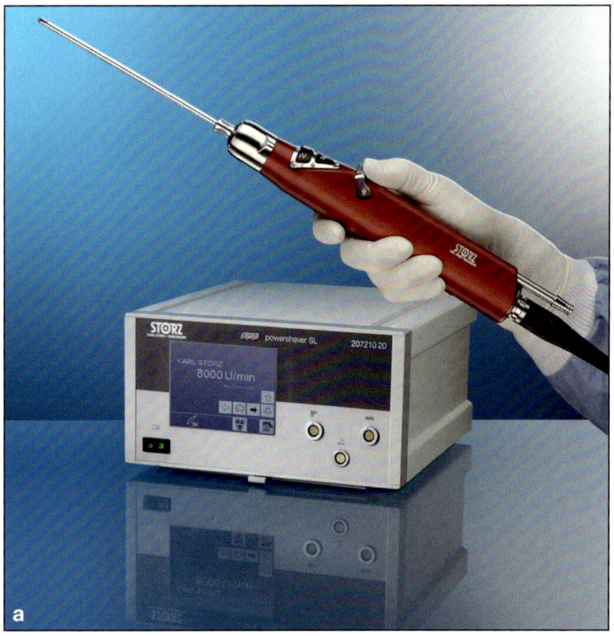

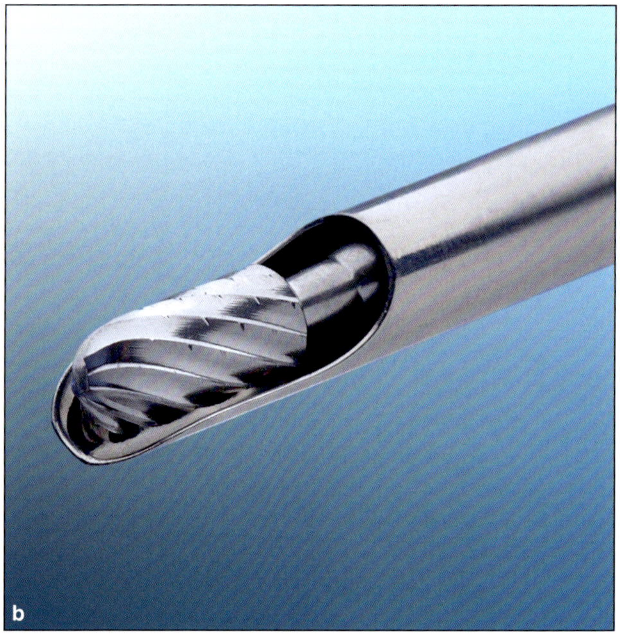

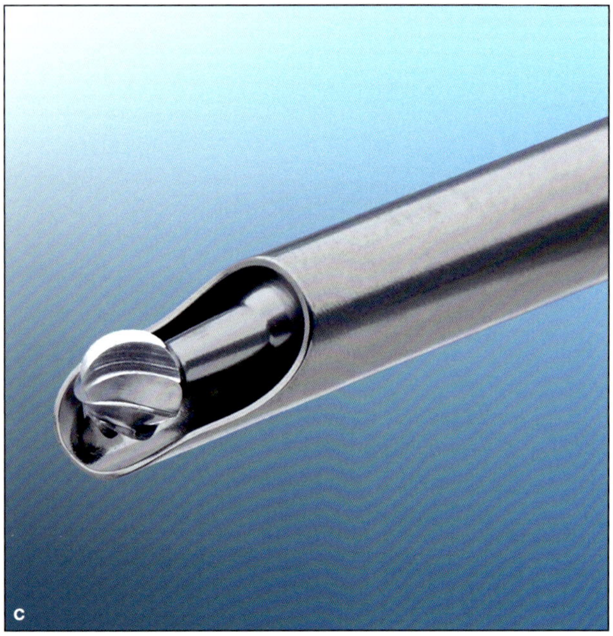

◀ **Abb. 10a–c**
Arthroskopische Knochenfräsen.

7.2 Patientenlagerung

Die ASD kann man sowohl in der Beach-Chair-Position als auch in der Seitenlagerung (engl. lateral decubitus position) durchführen.

An unserer Abteilung erfolgt die ASD in Allgemeinnarkose und Seitenlagerung des Patienten.

Der Patient liegt auf der gesunden Seite und der betroffene Arm wird mittels eines Schulterhalters in Abduktion und leichte Anteversion gebracht (**Abb. 11a–c**).

Durch diese Positionierung ist es neben dem Operateur auch der Assistenz und der Schwester möglich den Monitor vollständig einzusehen, was eine verbesserte Zusammenarbeit und damit Beschleunigung des Operationsablaufs zur Folge hat.

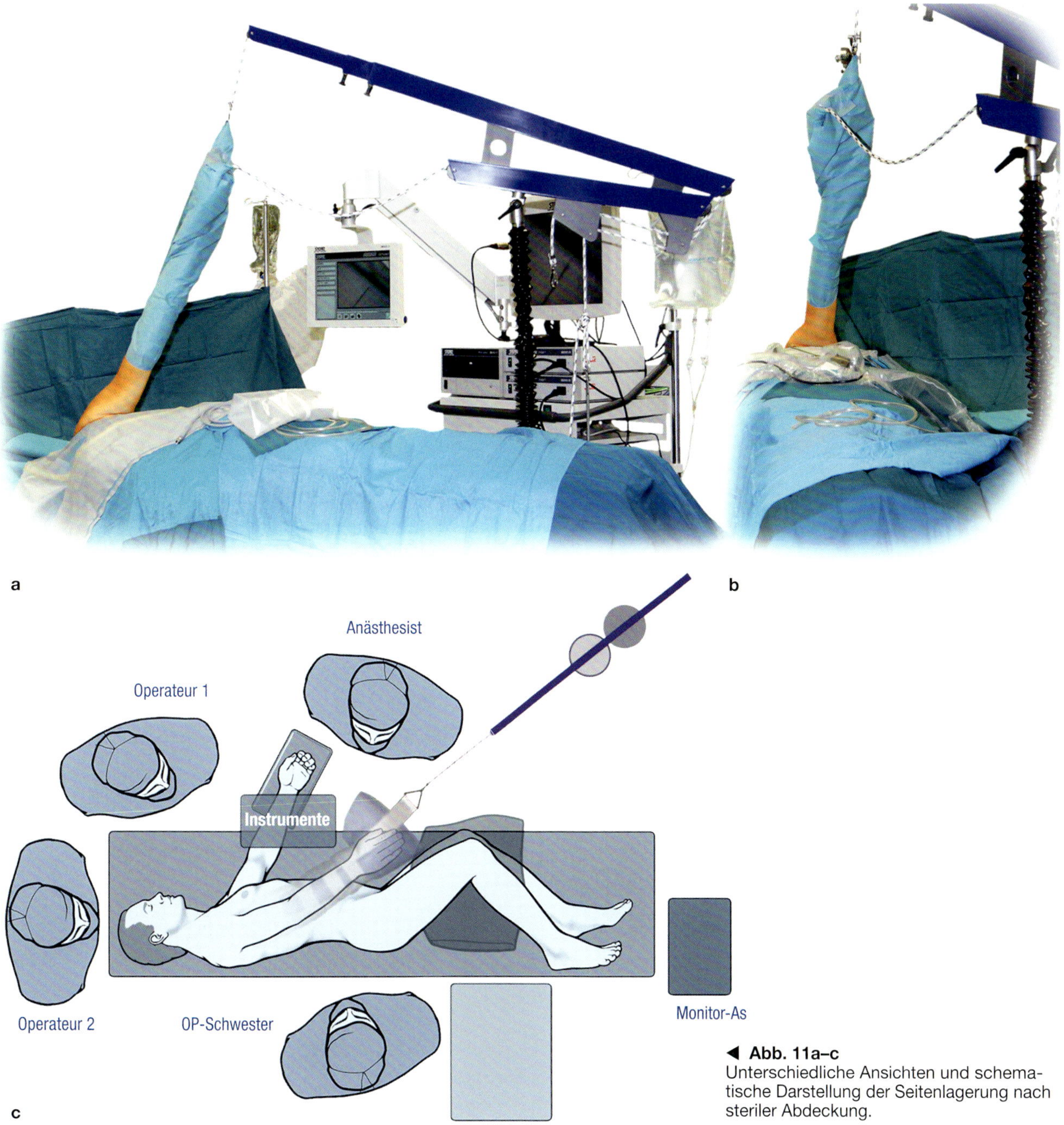

◀ **Abb. 11a–c**
Unterschiedliche Ansichten und schematische Darstellung der Seitenlagerung nach steriler Abdeckung.

Vorgehen

- Lagern des Patienten am Rücken auf einer Vakuummatratze (80 x 150 cm), die von der Trochanterregion bis zur Skapulaspitze reicht.
- Narkotisieren des Patienten.
- Drehen des Patienten auf die gesunde Seite.
- Leichte Dorsalkippung des Oberkörpers (**Abb. 12**).
- Den Kopf bis an den Rand des Kopfteiles legen.
- Anmodellieren der Vakuummatratze und Absaugen (**Abb. 13**).
- Sicherung der Lagerung mit einem zusätzlichen Sicherungsgurt.
- Unterlegen eines Gelkissens zur Prophylaxe von Lagerungsschäden (N. peronaeus) im Kniebereich.
- Anlegen von Mädchenfängern an den Fingern 1 und 2 oder 2 und 4 und Befestigen des Armes am Schulterhalterungssystem; Zug von 4 kg am Arm (**Abb. 14**).
- Steriles Waschen und Abdecken (**Abb. 15**).

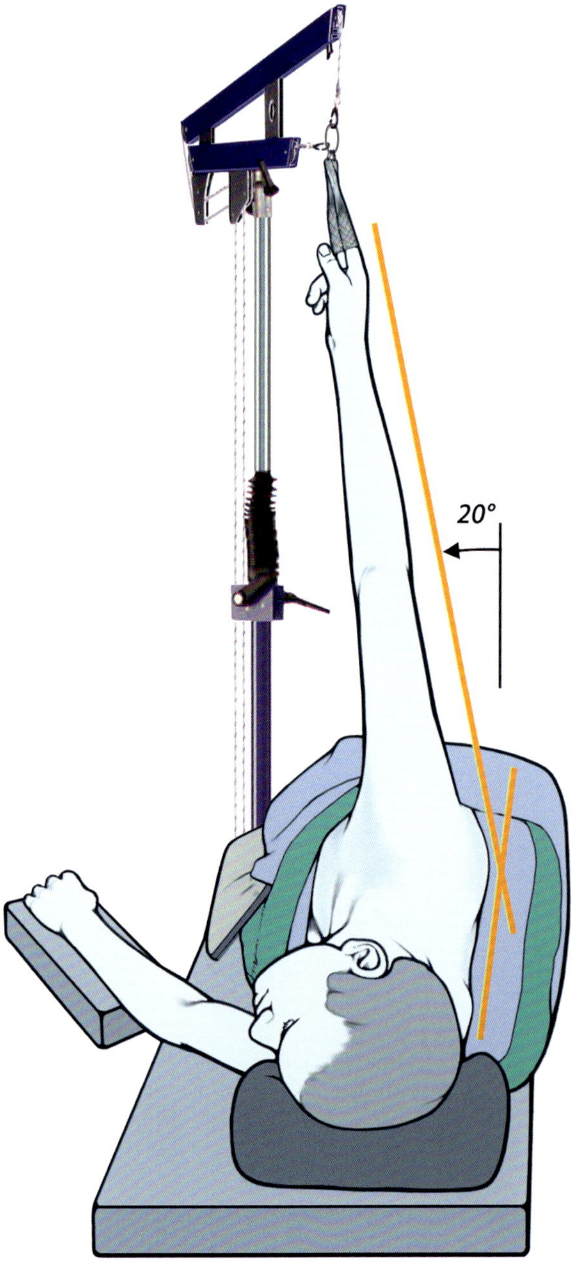

Abb. 12
Schematische Darstellung der Seitenlagerung von kranial.

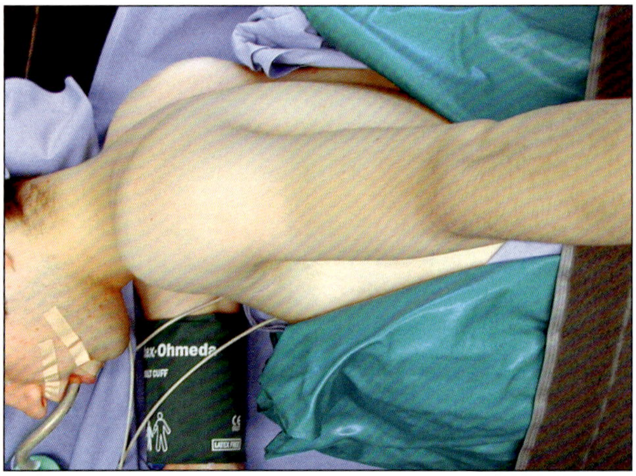

Abb. 13
Lage der Vakuummatratze am Körper.

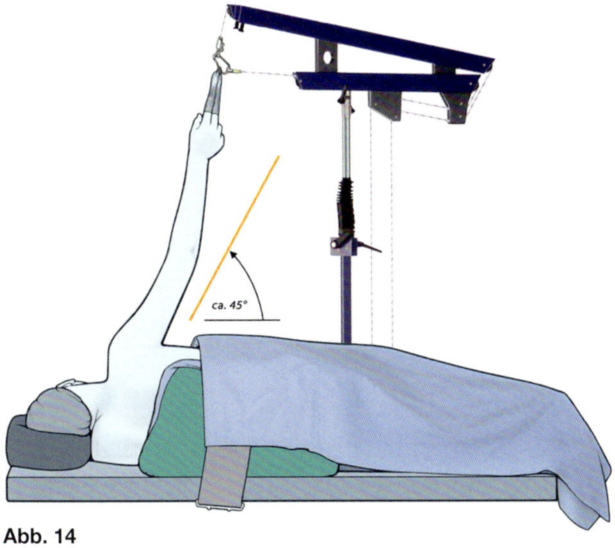

Abb. 14
Schematische Darstellung der Seitenlagerung von dorsal.

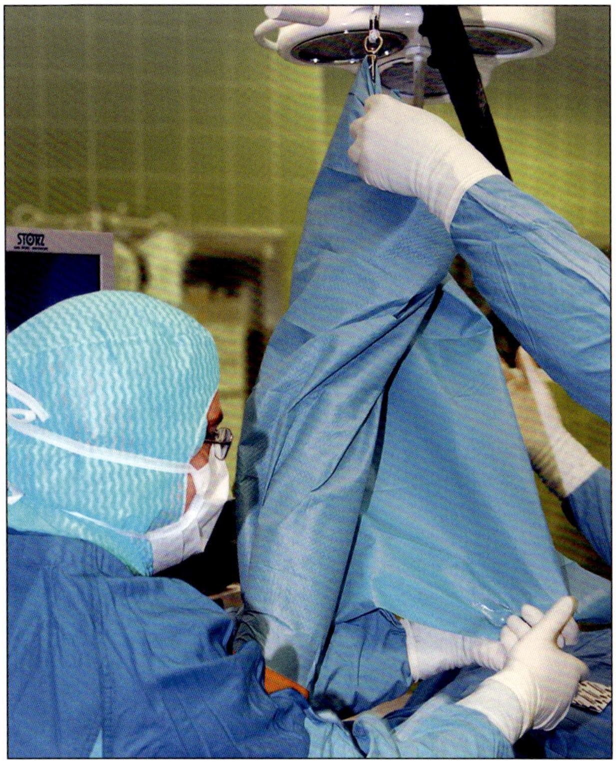

Abb. 15
Steriles Abdecken des Armes mit Einwegfolien.

Hinweis

- Achten Sie immer darauf, dass Sie problemlos eine Handbreite in die Axilla der Schulter, auf der der Patient liegt, einführen können. Dadurch werden Druckschäden des Plexus brachialis vermieden (**Abb. 16**).
- Der Absaugstutzen der Vakuummatratze sollte auf der vorderen fußnahen Seite angelegt sein, um so das Ablassen des Vakuums zu erleichtern. Die Vakuummatratze sollte nie über das Niveau der Thoraxwand hinausragen, das sonst die Adduktion des Armes behindert sein kann (**Abb. 17**).

Die Abduktion und Anteversion können bei dieser Art der Lagerung gemäß den Anforderungen des Operateurs oder der Operationstechnik beliebig verändert oder gehalten werden. Üblicherweise werden ca. 4–5 kg Extensionsgewicht am Arm angelegt. Bei höherer Zugkraft kann es zu Schäden des Plexus brachialis kommen. In speziellen Fällen kann durch zusätzlichen Lateralzug mehr Raum im Gelenk geschaffen werden.

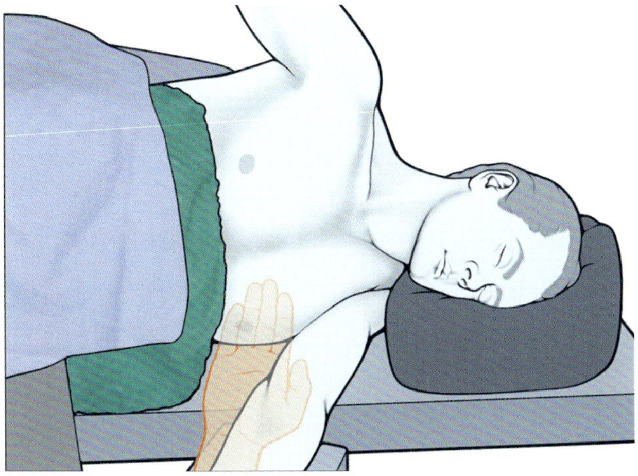

Abb. 16
Kontrolle der freien Axilla.

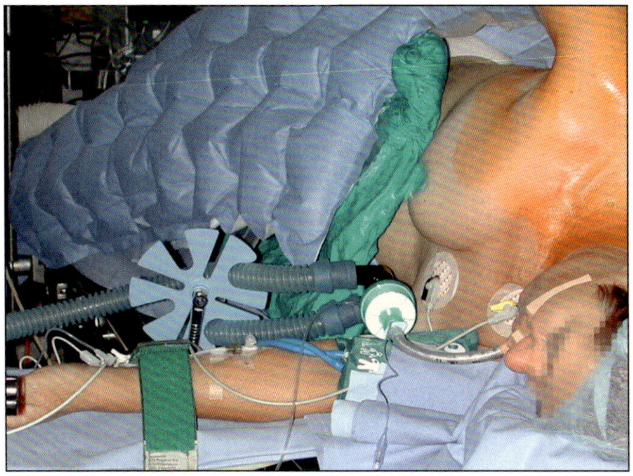

Abb. 17
Lage der Vakuummatratze am Körper.

Vorteile der Seitenlagerung

- Die Seitenlagerung ermöglicht ergonomisches Operieren am Schultergelenk.
- Die Assistenz kann vollwertig in die operativen Techniken einbezogen werden.
- Operateur und Assistenzen können um die zu operierende Schulter positioniert werden.
- Leichte Kopftieflagerung möglich – dadurch kann der Blutdruck tiefer gehalten werden.
- Positionierung des Anästhesisten fernab des Operationsgebietes (**Abb. 11b**).

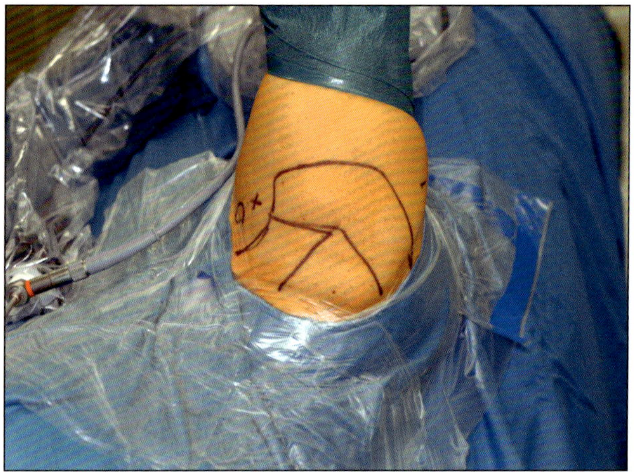

Abb. 18
Knöcherne anatomische Landmarken.

7.3 Orientierungshilfe

Da es während einer ASD zu einer beträchtlichen Weichteilschwellung kommen kann, sollten zur besseren Orientierung die gut tastbaren, knöchernen Leitstrukturen (laterales Klavikulaende, Akromion, Akromioklavikulargelenk, Spina scapulae und Processus coracoideus) auf der Haut mit einem Fettstift angezeichnet werden (**Abb. 18**).

7.4 Sichtverhältnisse

Um optimale Sichtverhältnisse im subakromialen Raum zu erhalten, müssen folgende Bedingungen gegeben sein:[6, 30]

- Druckgesteuerte Arthroskopiepumpe: Spülflüssigkeitsdruck von 60–100 mm Hg.
- High-Flow Arthroskopschaft.
- Systolischer Blutdruck des Patienten < 95 mm Hg.
- Manuelle Kontrolle des Outflow entweder über eine Outflow-Kanüle (anterolaterales Portal notwendig) oder über einen Shaver.
- Verwendung von HF-Instrumenten oder Laser zur Blutstillung.

7.5 Arthroskopie des Glenohumeralgelenks

In der Regel führen wir vor der ASD eine arthroskopische Evaluierung des Glenohumeralgelenkes zum Ausschluss einer intraartikulären Pathologie durch, die im klinischen Erscheinungsbild der Symptomatik eines subakromialen Impingementsyndroms ähnlich sein kann.

Bei der glenohumeralen Inspektion müssen folgende Pathologien ausgeschlossen werden:

- Labrumläsionen.
- Pathologien der langen Bizepssehne.
- Posterosuperiores Impingement.
- Gelenkseitige Partialrupturen der Rotatorenmanschette.

Kommen intraartikulär keine relevanten pathologischen Prozesse zur Darstellung, so wird als nächster Schritt die Bursoskopie durchgeführt.

7.6 Bursoskopie

Zunächst wird der Arm des Patienten in die Bursoskopieposition von 20° Abduktion und 10° Flexion gebracht (**Abb. 19a, b**). Dies erfolgt durch ein Umhängen der Gewichte am Rollensystem der Armhalterung. Ein Zuggewicht von 4 kg wird beibehalten. Über die bereits bestehende dorsale Inzision wird der Optikschaft mit Trokar kaudal der tastbaren posterolateralen Akromionecke entlang der akromialen Unterfläche bis zu 4/5 der Schaftlänge eingeführt.

Der Optikschaft wird dabei in Richtung auf das anterolaterale Akromioneck eingebracht.

Wird die Sicht im subakromialen Raum nach dem Einbringen der Kamera durch hypertrophes und fibrosiertes Bursagewebe beeinträchtigt, so hat sich folgende Vorgangsweise bewährt:

- Entfernung der Kamera aus dem Optikschaft.
- Einführen eines Wechselstabs in den Optikschaft.
- Ausleiten des Wechselstabs lateral des gut tastbaren subakromialen Osteophyten oder korakoakromialen Bandes nach ventral.
  - Über den Wechselstab wird eine Instrumentierkanüle in den subakromialen Raum eingedreht.
  - Durchziehen des Wechselstabs durch die Kanüle mit Hilfe des in den Optikschaft eingebrachten Trokars.
  - Danach Entfernung des Trokars und Einbringen der Kamera.
  - Einführen eines Shavers durch die Kanüle von anterolateral.
  - Debridement von Bursagewebe unter optischer Kontrolle.

Durch dieses Vorgehen ist gewährleistet, dass Kamera und Shaver sich im subakromialen Raum gegenüberliegen und der Shaver rascher und sicherer lokalisiert werden kann.

Die Verwendung des Shavers ohne visuelle Kontrolle sollte unterlassen werden, um iatrogene Schäden an der Rotatorenmanschette zu vermeiden.

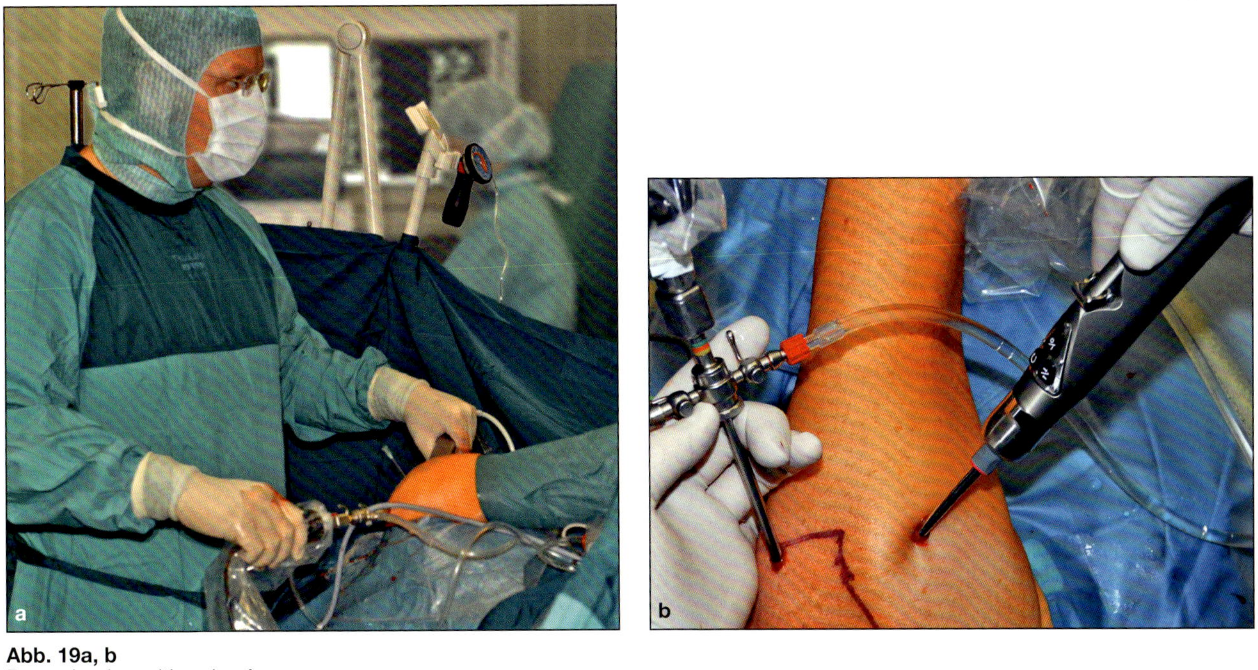

Abb. 19a, b
Bursoskopieposition des Armes.

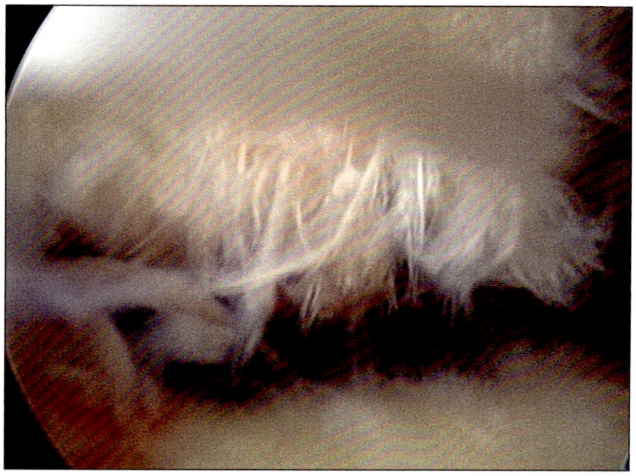

Abb. 20
Schleifspuren am korakoakromialen Band.

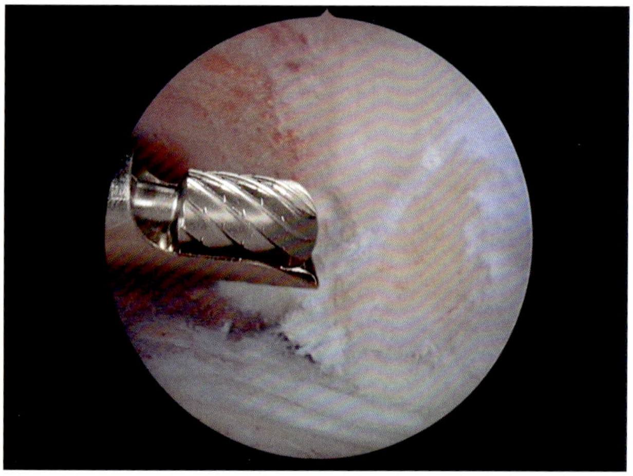

Abb. 21
Osteophyt an der Unterseite des Akromions.

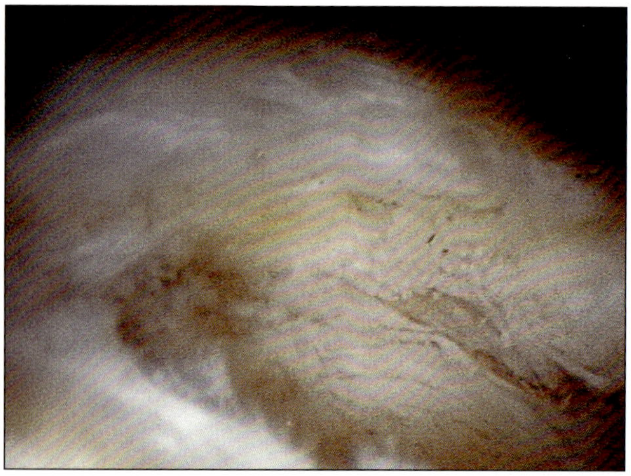

Abb. 22
Bursaseitige Partialruptur der Supraspinatussehne.

7.7 Laterales Instrumentierportal

Sind ausreichende Sichtverhältnisse im subakromialen Raum gegeben, wird im nächsten Schritt das laterale Instrumentierportal angelegt.

Dieses Portal befindet sich 3 cm lateral der lateralen Akromionkante in Verlängerung des dorsalen Randes des AC-Gelenkes.

Mit Hilfe einer Injektionskanüle überzeugt man sich vor der Hautinzision über die ideale Lage des Portals.

Nach Inzision der Haut werden die Muskelfasern des Musculus deltoideus auseinandergedrängt und von lateral ein 5,5 mm-Shaver eingeführt.

Anschließend wird das restliche Bursagewebe und Debris entfernt, bis alle Strukturen des subakromialen Raumes beurteilt werden können. Durch Außen- und Innenrotation des Armes kann die Oberfläche der Rotatorenmanschette vollständig inspiziert werden.

Die zumeist dicke Weichteilschicht an der Unterfläche des Akromions wird mit dem Shaver vollständig entfernt, um den Knochen an der akromialen Unterfläche im vorderen Drittel darzustellen.

Blutungen und die dadurch bedingte Verschlechterung der Sichtverhältnisse können durch Koagulation der Gefässe (Verwendung von Elektrokauterinstrumenten) behoben werden.

Sind optimale Sichtverhältnisse gegeben, so werden als nächstes die Strukturen des subakromialen Raumes beurteilt.

Zu achten ist dabei vor allem auf:

- Schleifspuren am korakoakromialen Band (**Abb. 20**).
- Osteophyten am Akromion und an der lateralen Klavikula (**Abb. 21**).
- Bursaseitige Partialrupturen der Supraspinatus-Sehne (**Abb. 22**).

7.8 Akromioplastik

Das Ziel der Akromioplastik ist es den Supraspinatus-Outlet zu erweitern.

Um eine präzise Knochenresektion durchführen zu können, gehen wir schrittweise folgendermaßen vor.

Dorsale Orientierungslinie: Diese Linie reicht vom dorsalen Rand des AC-Gelenks quer über das Akromion bis zum lateralen Akromionrand. Zunächst wird mit einer Injektionskanüle der dorsale Rand des AC-Gelenks definiert.

Anschließend wird ein 4,0 mm-Acromionizer über das laterale Portal eingeführt und eine Rille (dorsale Orientierungslinie) von 1–2 mm in den Knochen des Akromions, von medial beginnend, quer über das Akromion nach lateral gefräst (**Abb. 23a–c**).

Danach wird vom Schnittpunkt der dorsalen Orientierungslinie mit dem lateralen Akromionrand Knochen in einer Tiefe von 2–3 mm bis zur anterolateralen Akromionecke entfernt.

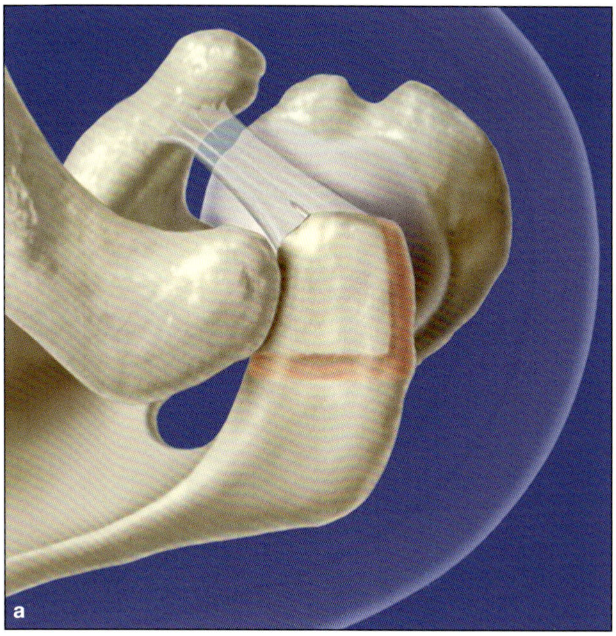

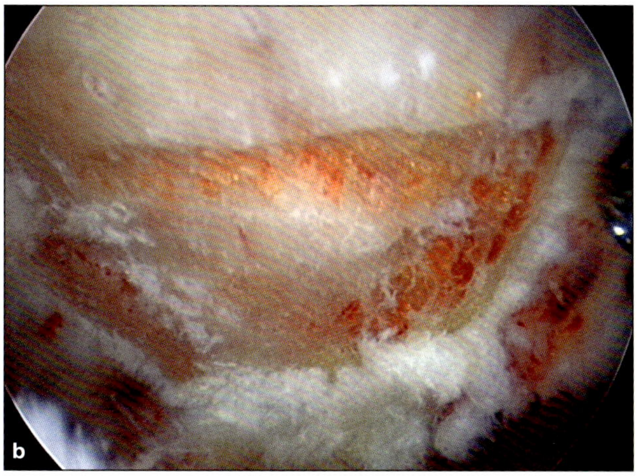

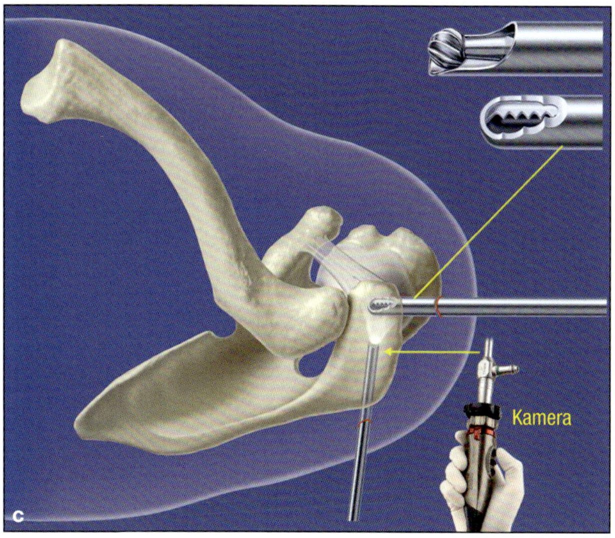

Abb. 23a–c
Dorsale Orientierungslinie und lateraler Resektionsrand am Akromion.

7.9 Portalwechsel

Der Optikschaft mit Kamera wird, nach Sicherung des dorsalen Zugangs mittels Halbschale[21] (Half Pipe®, KARL STORZ Tuttlingen) entfernt und von lateral in den Subakromialraum eingeführt.

Entlang der Halbschale (**Abb. 25**) wird nun ein 5,5 mm-Shaver von dorsal subakromial eingebracht, um weiteres Bursagewebe und Debris zu entfernen und die Sichtverhältnisse zu optimieren.

Anschließend wird der Shaver gegen einen 4,0 mm-Acromionizer ausgewechselt und von der dorsalen Orientierungslinie beginnend mit wischend ziehenden Bewegungen von medial nach lateral bis zum vorderen Rand des Akromions die Akromioplastik durchgeführt (**Abb. 24a–c**).

Durch Anlegen eines starren Instruments (Shaver oder Acromionizer) an die Unterfläche des Akromions kann die Resektionstiefe festgelegt werden. Es muss anteroinferior soviel Knochen reseziert werden, bis eine plane akromiale Unterfläche vorliegt (**Abb. 24c**).

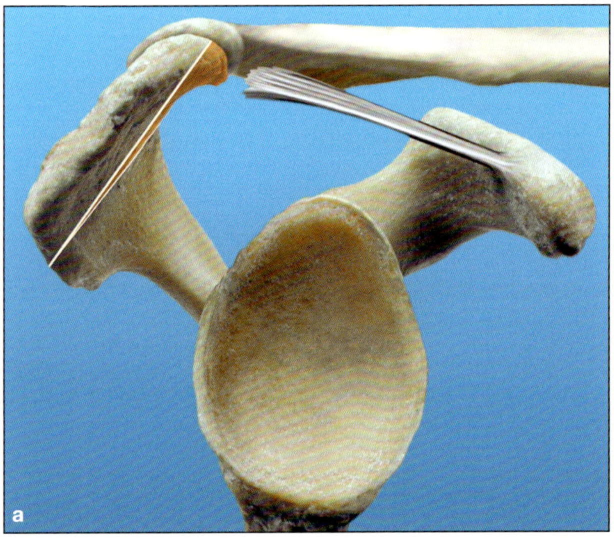
a

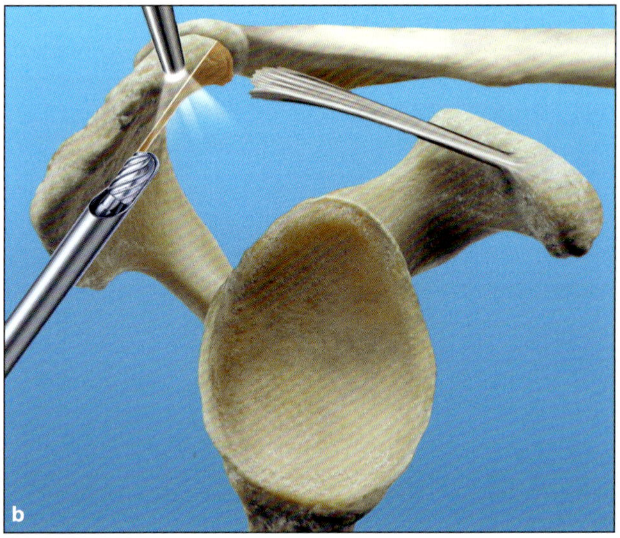
b

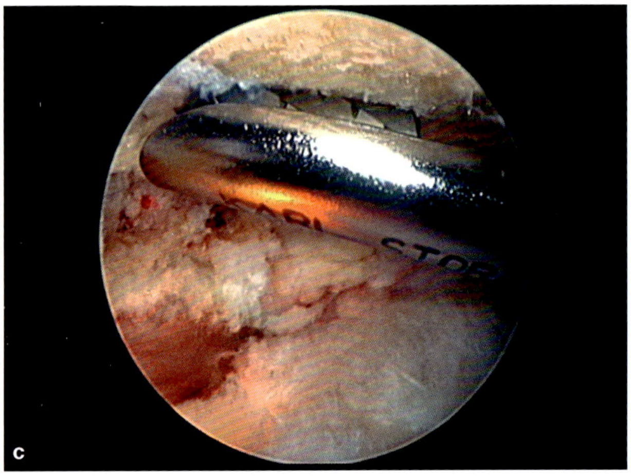
c

◀ **Abb. 24a–c**
Akromioplastik von dorsal.

Die Resektion des Knochens im Bereich der Insertion des korakoakromialen Bandes erfolgt oberhalb der Bandstruktur, damit ein am korakoakromialen Band haftendes Knochenfragment nicht im subakromialen Raum verbleibt. Eine Durchtrennung des Bandes sollte vermieden werden, weil dadurch Blutungen aus dem Ramus acromialis der A. thoracoacromialis resultieren können.

Die Akromioplastik ist ventral vervollständigt, wenn die Muskelfasern des M. deltoideus vom Akromioklavikulargelenk bis zum lateralen Akromionrand sichtbar, aber nicht verletzt werden.

Abschließend werden nochmals die Portale getauscht und mit der Optik von dorsal die resezierten Knochenflächen auf Unebenheiten oder ungenügende Resektion, vor allem anterolateral, überprüft.

Der Verschluss der Hautinzisionen erfolgt mit einem nicht resorbierbaren, monofilen Nahtmaterial.

Am 1. postoperativen Tag wird eine Supraspinatus Outlet-Aufnahme – fallweise zusätzlich eine Zanca-Aufnahme – zur radiologischen Dokumentation der resezierten Knochenfläche am Akromion und an der lateralen Klavikula durchgeführt.

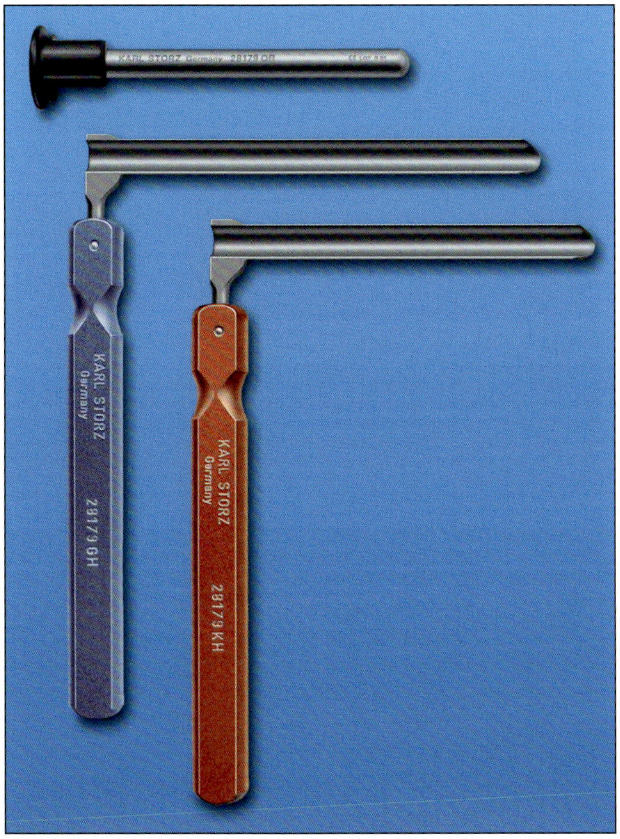

Abb. 25
Half Pipe®.

8.0 Postoperative Nachbehandlung[9,10,40]

- Postoperativ Anlegen eines Dreiecktuchverbandes für 1–2 Tage für den persönlichen Komfort.
- Ab dem 1. postoperativen Tag Beginn mit Pendelübungen und passiver Mobilisierung des Schultergelenkes bis zur freien Beweglichkeit.
- Beginn mit Unterwassertherapie am 1. postoperativen Tag.
- Frühzeitiger Beginn mit aktiv assistierter Bewegungstherapie in Abhängigkeit vom Schmerzzustand des Patienten.
- Kontinuierliches Physiotherapieprogramm mit aktiven Bewegungsübungen und Verbesserung der Propriorezeption.

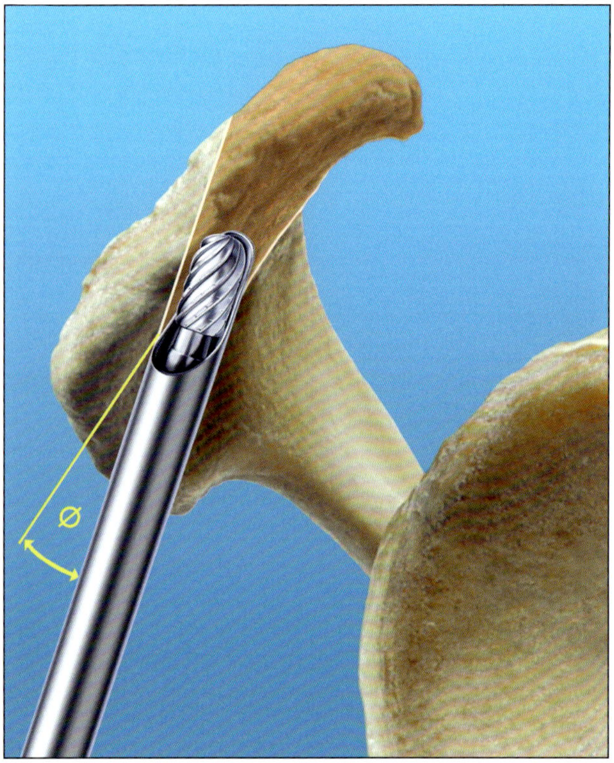

Abb. 26
Schematische Darstellung einer partiellen Akromionektomie.

9.0 Komplikationen

- Ungenügende Knochenresektion am Akromion.
- Teilakromionektomie durch falschen Resektionswinkel **(Abb. 26)**.
- Akromionfraktur bei zu ausgedehnter Knochenresektion.
- Schaffung eines instabilen Os acromiale.
- Iatrogene Schädigung von Weichteilgewebe, vor allem des M. deltoideus und der Rotatorenmanschette.
- Infektion.

Literatur

1. ADOLFSSON I, LYSHOLM J (1993) Results of arthroscopic acromioplasty related to rotator cuff lesions.Int Orthop 17:228–231

2. ALTCHEK DW, WARREN RF, WICKIEWICZ TL, SKYHAR MJ, ORTIZ G, SCHWARTZ E (1990) Arthroscopic acromioplasty, technique and results. J Bone Joint Surg 72-A:1198–1207

3. BERRY H, FERNANDES L, BLOOM B et al. (1980) Clinical study comparing acupuncture, physiotherapy, injection and oral anti-inflammatory therapy in shoulder cuff lesions. Curr Med Res Opin 7:121–126

4. BIGLIANI LU, D'ALESSANDRO DF, DURALDE XA, McILVEEN SJ (1989) Anterior acromioplasty for subacromial impingement in patients younger than 40 years of age. Clin Orthop 246:11–116

5. BJORKENHEIM JM, PAAVOLAINEN P, AHOVUO J, SLÄTIS P (1990) Subacromial impingement decompressed with anterior acromioplasty. Clin Orthop 252:150–155

6. BURKHART SS, DANACEAU SM, ATHANASIOU KA (2001) Turbulence control as a factor in improving visualization during subacromial shoulder arthroscopy. Arthroscopy 17:209–212

7. BURNS TP, TURBA JE (1992) Arthroscopic treatment of shoulder impingement in athletes. Am J Sports Med 20:13–16

8. CASPARI RB, RAYMOND T (1992) A technique for arthroscopic subacromial decompression. Arthroscopy 8:23–30

9. EINHORN AR, JACKSON DW (1985) Rehabilitation of the shoulder. In: Jackson DW (ed) Shoulder surgery in the athlete. Techniques in orthopaedics, vol 4, Aspen Systems, Rockville, Maryland, pp 103–118

10. ELLMAN H (1987) Arthroscopic subacromial decompression: analysis of one- to three-year results. Arthroscopy 3:173,181

11. ELLMAN H, KAY SP (1991) Arthroscopic subacromial decompression for chronic impingement. Two- to five-year results. J Bone Joint Surg 73-A:395–398

12. ESCH JC, OZERKIS LR, HELGAGER JA, KANE N, LILLIOTT N (1988) Arthroscopic subacromial decompression; results according to the degree of rotator cuff tear. Arthroscopy 4:241–249

13. GARTSMAN GM (1990) Arthroscopic acromioplasty for lesions of the rotatur cuff. J Bone Joint Surg 72-A:196–180

14. GARTSMAN GM, BLAIR ME Jr, NOBLE PC, BENNETT JB, TULLOS HS (1988) Arthroscopic subacromial decompression. An anatomical study. Am J Sports Med 16:48–50

15. HA'ERI GB, WILEY AM (1982) Shoulder impingement syndrome. Results of operative release. Clin Orthop 168:128–132

16. HAWKINS RJ, BROCK RM, ABRAMS JS, HOBEIKA P (1988) Acromioplasty for impingement with an intact rotator cuff. J Bone Joint Surg 70-B:795–797

17. HAWKINS RJ, SADDEMI SR, MOOR JT, HAWKINS A (1992) Arthroscopic subacromial decompression: a 2-year follow-up study [abstract]. Arthroscopy 8:409

18. HUTCHINSON MR, VEENSTRA MA (1993) Arthroscopic decompression of shoulder impingement secondary to Os acromiale. Arthroscopy 9:28-32

19. JOBE FW, MOYNES DR (1982) Delineation of diagnostic criteria and a rehabilitation program for rotator cuff injuries. Am J Sports Med 10:336–339

20. JOHNSON LL (1986) Arthroscopic surgery: principles and practice. Year book. Mosby, St. Louis

21. LAJTAI G, AITZETMULLER G, UNGER F, ORTHNER E (2001) Half pipe cannula for shoulder arthroscopy. Arthroscopy 17:224–225

22. LAZARUS MD, CHANSKY HA, MISRA S, WILLIAMS GR, IANNOTTI JP (1994) Comparison of open and arthroscopic subacromial decompression. J Shoulder Elbow Surg 3:1–11

23. LINDH M, NORLIN R (1993) Arthroscopic subacromial decompression versus open acromioplasty. A two-year follow-up study. Clin Orthop 290:174–176

24. McSHANE RB, LEINBERRY CF, FENLIN JM Jr (1987) Conservative open anterior acromioplasty. Clin Orthop 223:137–144

25. NEER CS II (1972) Anterior acromioplasty for the chronic impingement syndrome in the shoulder. A preliminary report. J Bone Joint Surg 54-A:41–50

26. NEILSEN KD, WESTER JJ, LORENTSEN A (1994) The shoulder impingement syndrome. The results of surgical decompression. J Shoulder Elbow Surg 3:12–16

27. NORLIN R (1989) Arthroscopic subacromial decompression versus open acromioplasty. Arthroscopy 5:321–323

28. NUTTON RW, McBIRNIE JM, PHILLIPS C (1997) Treatment of chronic rotator cuff impingement by arthroscopic subacromial decompression. J Bone Joint Surg 79-B:73–76

29. OGILVIE-HARRIS DJ, DEMAZIERE A, FITSIALOS D, STEVENS JK (1993) Arthroscopic acromioplasty: the superiority of the posterior portal over the lateral portal. Arthroscopy 24:153–159

30. OGILVIE-HARRIS DJ, WEISLEDER L (1995) Fluid pump systems for arthroscopy: a comparison of pressure control versus pressure and flow control. Arthroscopy 11:591–5

31. OLSEWSKI JM, DEPEW AD (1994) Arthroscopic subacromial decompression and rotator cuff debridement for stage II and stage III impingement. Arthroscopy 10:61–68

32. PAULOS LE, FRANKLIN JL (1990) Arthroscopic shoulder decompression development and application. A five year experience. Am J Sports Med 18:235–244

33. PATEL VR, SINGH D, CALVERT PT, BAYLEY JIL (1999) Arthroscopic subacromial decompression. Results and factors affecting outcome. J Shoulder Elbow Surg 8:231–237

34. ROCKWOOD CA Jr, LYONS FR (1993) Shoulder impingement syndrome, diagnosis, radiographic evaluation, and treatment with a modified Neer acromioplasty. J Bone Joint Surg 75-A:409–424

35. ROYE RP, GRANA WA, YATES CK (1995) Arthroscopic subacromial decompression: two to seven year follow-up. Arthroscopy 11:301–306

36. RYU RK (1992) Arthroscopic subacromial decompression. A clinical review. Arthroscopy 8:141–147

37. SACHS RA, STONE ML, DEVINE S (1994) Open vs. arthroscopic acromioplasty. A prospective, randomized study. Arthroscopy 10:248–254

38. SAHLSTRAND T (1989) Operations for impingement of the shoulder. Early results in 52 patients. Acta Orthop Scand 60:45–48

39. SAMPSON TG, NISBET JK, GLICK JM (1991) Precision acromioplasty in arthroscopic subacromial decompression of the shoulder. Arthroscopy 7:301–307

40. SCHEIB JS (1990) Diagnosis and rehabilitation of the shoulder impingement syndrome in the overhand and throwing athlete. Rheum Dis Clin North Am 16:971–988

41. SNYDER SJ, PACHELLI AF, PIZZO WD, FREEDMAN MJ, FERKEL RD, PATTEE G (1991) Partial thickness rotator cuff tears. Results of arthroscopic treatment. Arthroscopy 7:1–7

42. SNYDER SJ, WUH HCK (1993) Modified classification of the supraspinatus outlet view based on the conabburation and anatomic thickness of the acromion. Presented at the Arthroscopy Association of North America Specialty Day Meeting, February 1993, San Francisco, California

43. SPEER KP, LOHNES J, GARRETT WE Jr (1991) Arthroscopic subacromial decompression: results in advanced impingement syndrome. Arthroscopy 7:291–296

44. STEPHENS SR, WARREN RF, PAYNE LZ, WICKIEWICZ TL, ALTCHEK DW (1998) Arthroscopic acromioplasty: A6-60 10-year follow-up. Arthroscopy 14:382–388

45. STUART MJ, AZEVEDO AJ, COFIELD RH (1990) Anterior acromioplasty for treatment of the shoulder impingement syndrome. Clin Orthop 260:195–200

46. THORLING I, BJERNELD H, HALLIN G, HOVELIUS L, HAGG O (1985) Acromioplasty for impingement syndrome. Acta Orthop Scand 56:147–148

47. TIBONE JE, JOBE FW, KERLAN RK, CARTER VS, SHIELDS CL, LORNBARDO SJ, YOCUM LA (1985) Shoulder impingement syndrome in athletes treated by an anterior acromioplasty. Clin Orthop 198:134–140

48. VAN HOLSBEECK E, DERYCKE J, DEVLERCQ G, MARTNES M, VERSTRECKEN J, FABRY G (1992) Subacromial impingement: open versus arthroscopic decompression. Arthroscopy 8:173–178

49. ZANCA P (1971) Shoulder pain: involvement of the acromio-clavicular joint. (Analysis of 1000 cases). Am J Roentgenol Radium Ther Nucl Med 112:493–506

Instrumente für Diagnose und zur Behandlung von Schulterinstabilitäten, Rotatorenmanschettenrupturen und dem subakromiale Impingementsyndrom

SPS – Secure Portal System™, Instrumente zur Naht der Rotatorenmanschette, ARTHROPUMP® Spülsystem, KARL STORZ POWERSHAVER SL, IMAGE1™ HD Kamerasystem, HD-Flachbildschirme, Kaltlicht-Fontänen und Zubehör

Optiken und Schäfte

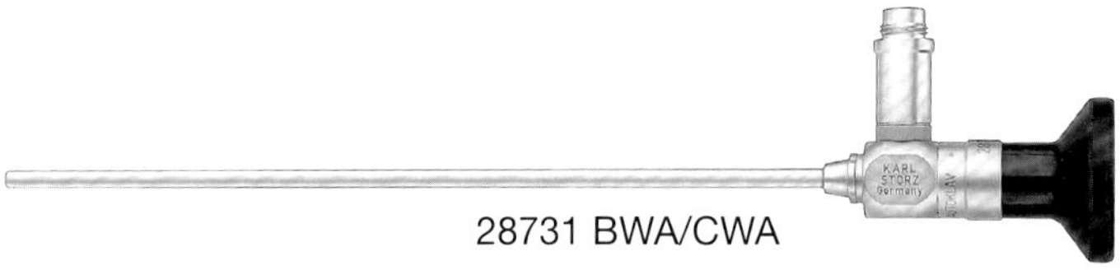

28731 BWA/CWA

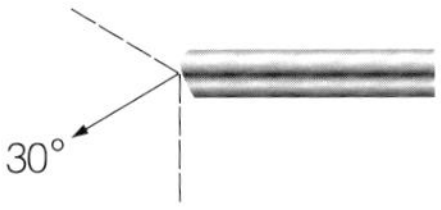

28731 BWA HOPKINS II® **Großbild-Weitwinkel-Vorausblick-Optik 30°,**
Ø 4 mm, Länge 18 cm, **autoklavierbar,**
mit eingebauter Fiberglas-Lichtleitung,
Kennfarbe: rot

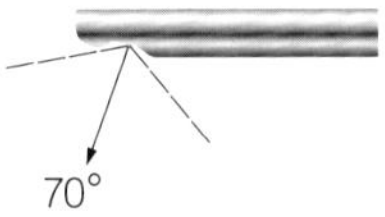

28731 CWA HOPKINS II® **Großbild-Weitwinkel-Steilblick-Optik 70°,**
Ø 4 mm, Länge 18 cm, **autoklavierbar,**
mit eingebauter Fiberglas-Lichtleitung,
Kennfarbe: gelb

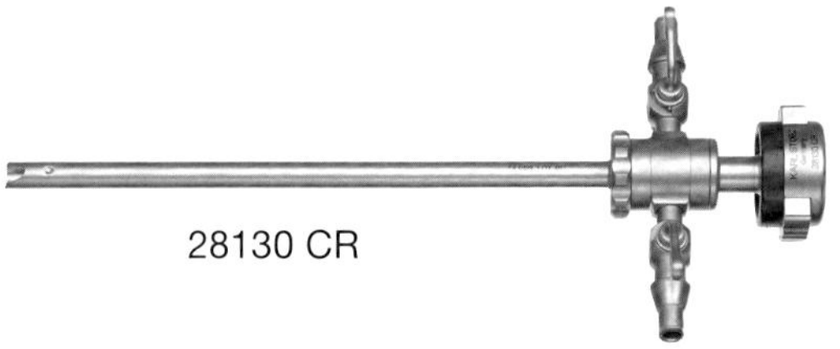

28130 CR

28130 CR **High-Flow Arthroskopschaft**, Ø 6,0 mm, Nutzlänge 13,5 cm,
mit Optik Schnellverschluss, mit 2 Hähnen, drehbar,
zur Verwendung mit den HOPKINS II Optiken 0°, 30°, 45°, 70°
und 90°, Durchmesserkennfarbe rot,
zur Verwendung mit den Obturatoren 28130 BC, BT

28130 R **Desgleichen,** mit 1 Hahn

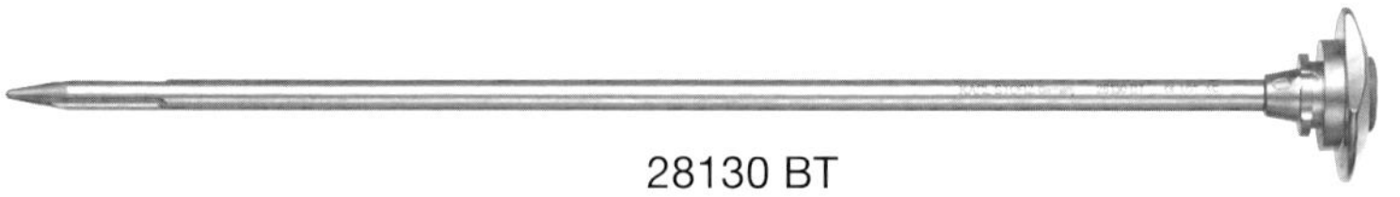

28130 BT

28130 BT **Obturator**, halbscharf, zur Verwendung mit den Schäften
28130 CR und R, 28131 CR und R,
Kennfarbe: grün, rot, gelb

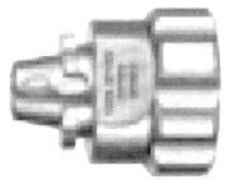

28140 D **Dichtungsaufsatz,** mit Konus, mit Dichtung 28140 GU,
zur Verwendung mit allen Arthroskopschäften

28140 GU **Dichtungsscheibe,** einmal verwendbar, unsteril,
einzeln verpackt, zur Verwendung mit Dichtungsaufsatz 28140 D

Bioresorbierbare Nahtanker

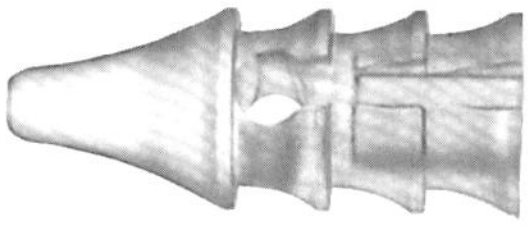

NEU 2870310 BP **Bioresorbierbarer Nahtanker,** BioPlug®, steril, Ø 3,5 x 10 mm, mit MegaFibre™ USP 2

2870411 BP **Bioresorbierbarer Nahtanker,** BioPlug®, steril, Ø 4,2 x 11 mm

2870514 BP **Bioresorbierbarer Nahtanker,** BioPlug®, steril, Ø 5,2 x 14 mm

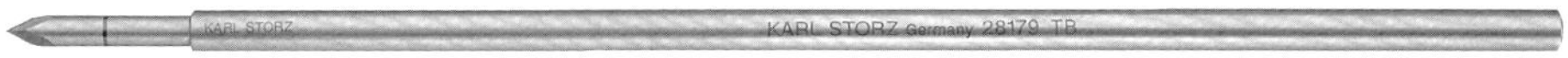

28179 TB

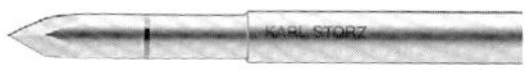

28179 TC **Bohrer,** mit Lasermarkierung für die Einbohrtiefe, Ø 3,7 mm, zur Vorbereitung des Bohrkanals für den Nahtanker BioPlug® 2870411 BP

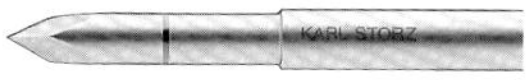

28179 TB **Bohrer,** mit Lasermarkierung für die Einbohrtiefe, Ø 4,6 mm, zur Vorbereitung des Bohrkanals für den Nahtanker BioPlug® 2870514 BP

NEU 28179 TD **Bohrer,** mit Lasermarkierung für die Einbohrtiefe, Ø 2,7 mm, zur Vorbereitung des Bohrkanals für den Nahtanker BioPlug® 2870310 BP

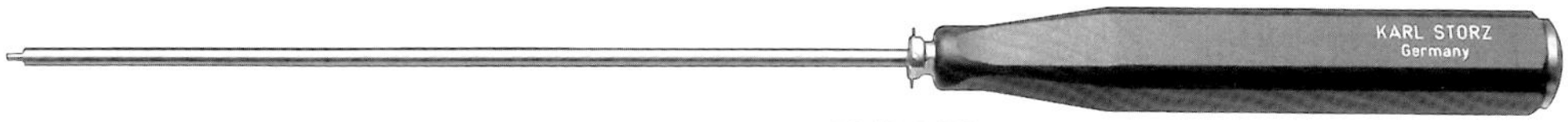

28179 TI

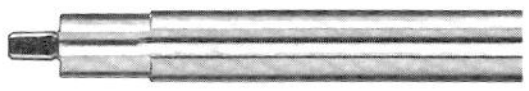

28179 TI **Einbringer,** für die BioPlug®s 2870411 BP und 2870514 BP, mit seitlicher Fadenführung und Klemmvorrichtung für den Faden am Griff

NEU 28179 TK **Einbringer,** für den BioPlug® 2870310 BP, mit seitlicher Fadenführung und Klemmvorrichtung für den Faden am Griff

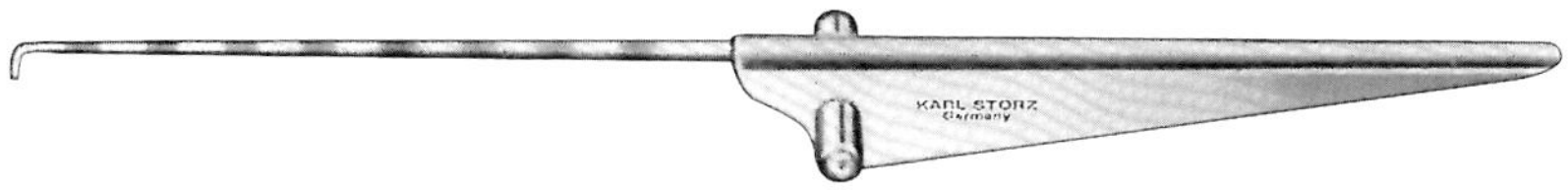

28145 W

28145 W **Hakensonde und Retraktor,** graduiert, Ø 3,5 mm, Nutzlänge 12 cm, Hakenlänge 4 mm

28270 T **Hakensonde und Retraktor,** graduiert, Ø 3,5 mm, Nutzlänge 18 cm, Hakenlänge 2 mm

Titan – Nahtanker

NEU

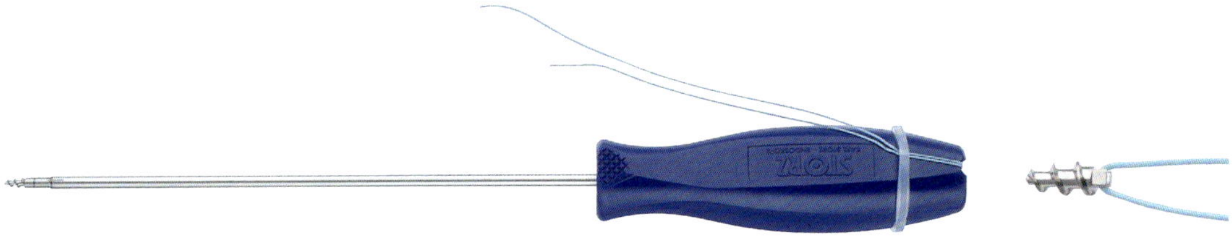

2870308 TI

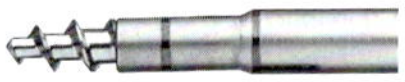

2870308 TI **Nahtanker,** aus Titan, Ø 3 mm,
mit 2 MegaFibre™-Fäden USP 2, vormontiert,
mit Einbringer, steril,
zum Einmalgebrauch

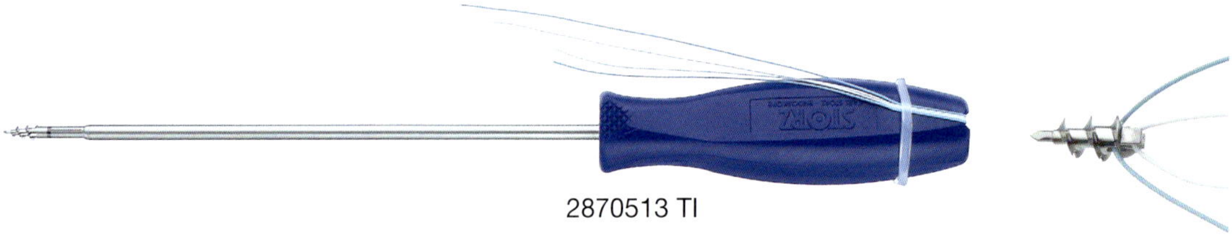

2870513 TI

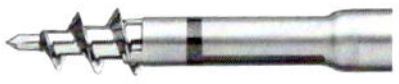

2870513 TI **Nahtanker,** aus Titan, Ø 5 mm,
mit 2 MegaFibre™-Fäden USP 2, vormontiert,
selbstschneidend, mit Einbringer, steril,
zum Einmalgebrauch

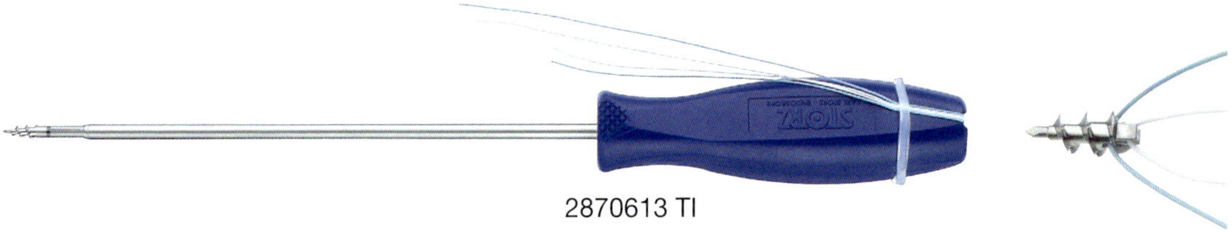

2870613 TI

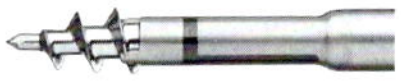

2870613 TI **Nahtanker,** aus Titan, Ø 6,5 mm,
mit 2 MegaFibre™-Fäden USP 2, vormontiert,
selbstschneidend, mit Einbringer, steril,
zum Einmalgebrauch

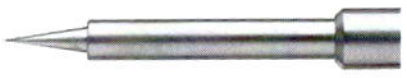

28179 KS **Knochen-Punch**

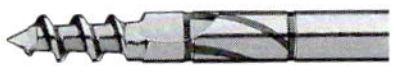

28179 TT **Gewindebohrer**

Zubehör

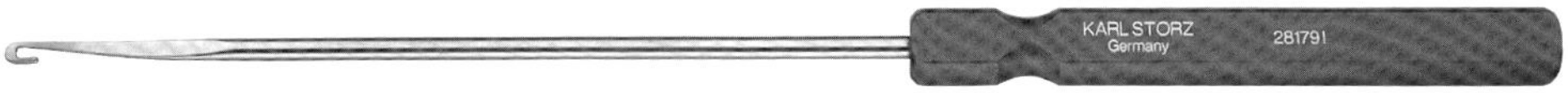

28179 I

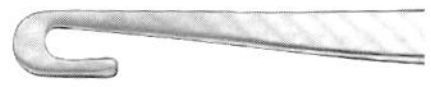

28179 I **Crochet,** Nutzlänge 15 cm

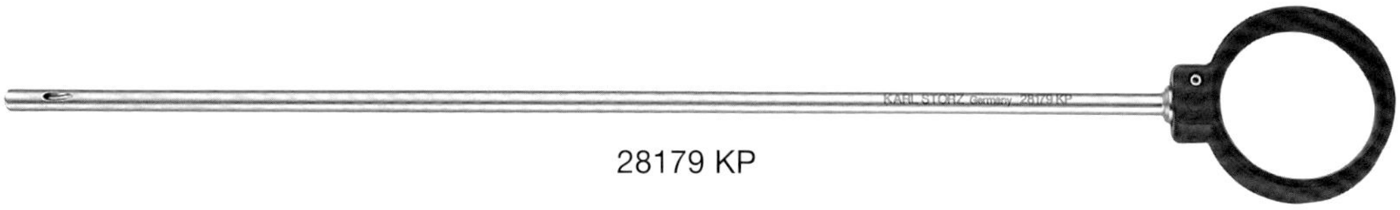

28179 KP

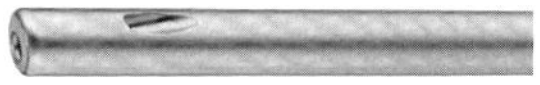

28179 KP **Knotenschieber**

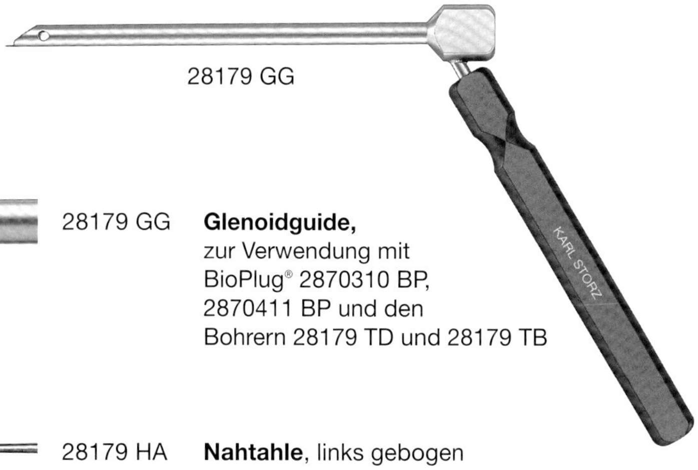

28179 GG

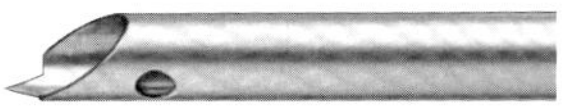

28179 GG **Glenoidguide,**
zur Verwendung mit
BioPlug® 2870310 BP,
2870411 BP und den
Bohrern 28179 TD und 28179 TB

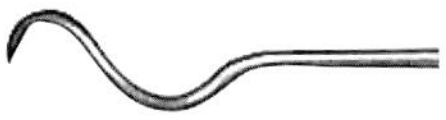

28179 HA **Nahtahle**, links gebogen

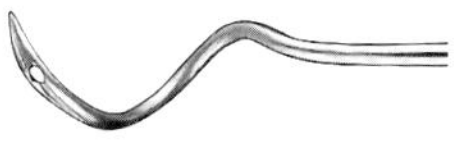

28179 HB **Nahtahle**, rechts gebogen

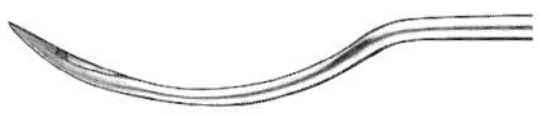

28179 HC **Nahtahle**, gerade

Half Pipe® und SilGrasp™

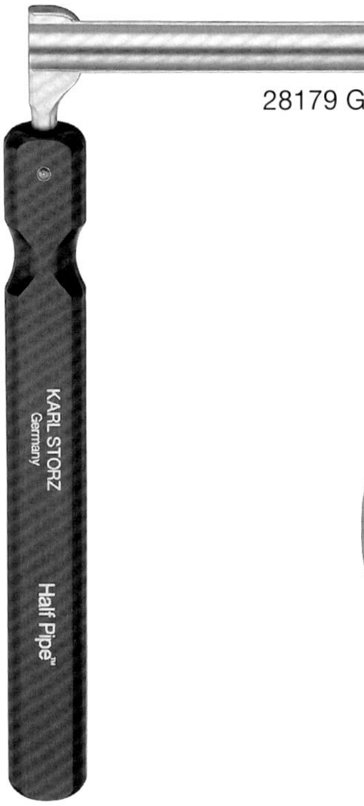

28179 GH

28179 GH	**Half Pipe**® n. LAJTAI, **lang,** Nutzlänge 95 mm
28179 GK	**Desgleichen,** Nutzlänge 80 mm

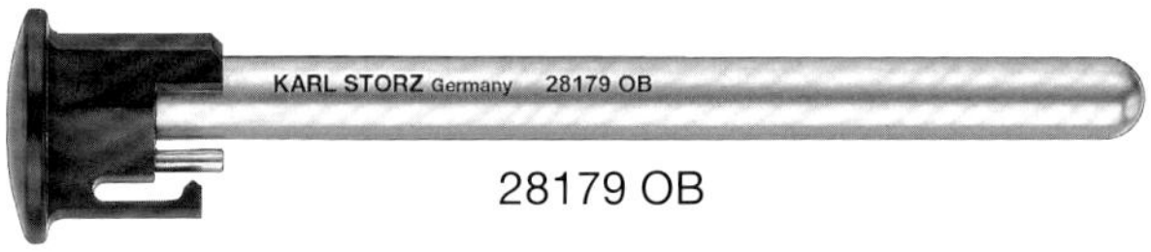

28179 OB

28179 OB	**Obturator** zur Verwendung mit 28179 GK und 28179 GH

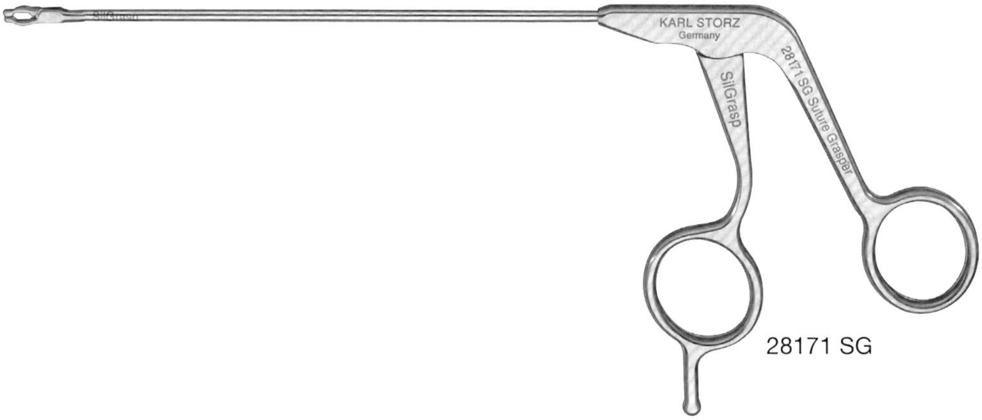

28171 SG

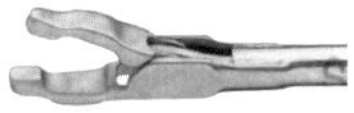

28171 SG **SilGrasp**™ **Fadenfasszange**, Nutzlänge 15 cm

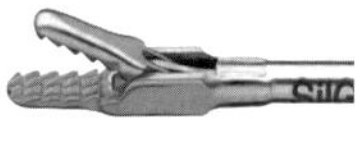

28171 AG **SilGrasp**™ **Alligator Fasszange**, chirurgisch, Nutzlänge 13 cm

28171 AGS **Desgleichen**, mit Sperre

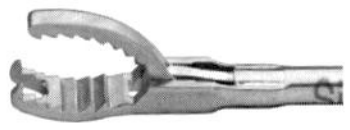

28171 PG **SilGrasp**™ **Fasszange**, aggressive Fremdkörperfasszange, Nutzlänge 15 cm

28171 PGS **Desgleichen**, mit Sperre

Handinstrumente

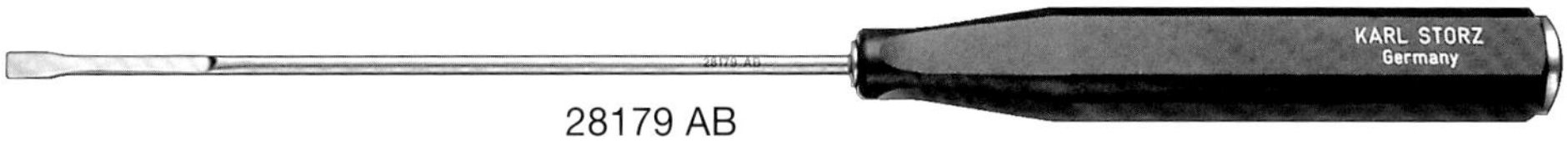

28179 AB

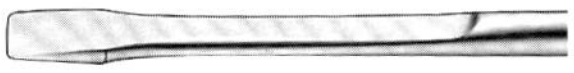

28179 AB **Osteotom**, 5,5 mm breit

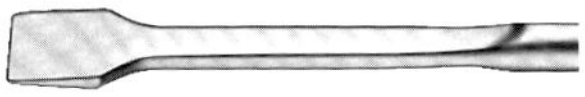

28179 AC **Osteotom**, 8,0 mm breit

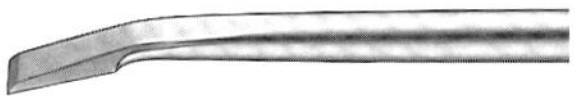

28179 BB **Elevatorium**, 15° aufwärts gebogen

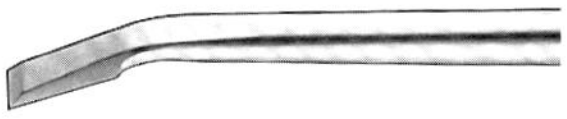

28179 BC **Elevatorium**, 30° aufwärts gebogen

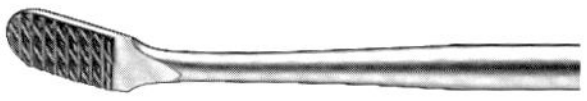

28179 CB **Glenoidraspel**

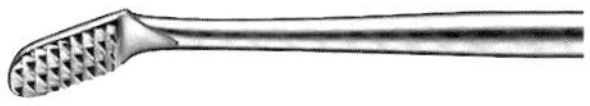

28179 CC **S.L.A.P Raspel**

SPS – Secure Portal System™

Empfohlene Zusammenstellungen n. Dr. LAJTAI

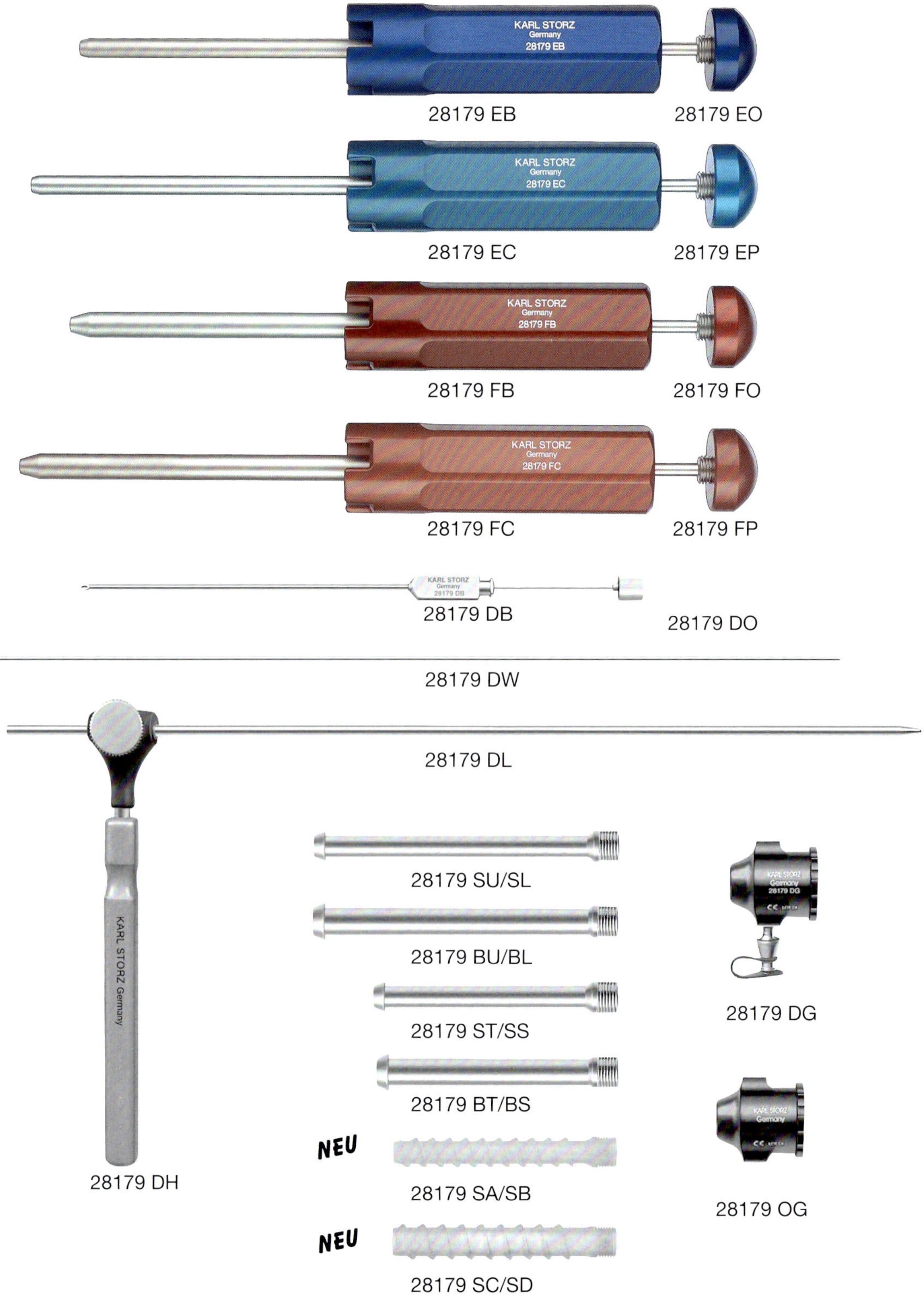

Optional: Zu den jeweiligen Sets gibt es den Handgriff 28179 DH, der das Einbringen des Dilatators 28179 DL erleichtert. Als Alternative zu den wiederverwendbaren Trokarhülsen gibt es diese auch zur Einmalverwendung aus durchsichtigem Kunststoff, steril, Packung zu 10 Stück.

Die Gewindetrokarhülsen 28179 SA – SD sind bedingt wiederverwendbar (5x) und werden unsteril ausgeliefert.

SPS – Secure Portal System™

Empfohlene Zusammenstellungen n. Dr. LAJTAI

28179 E	**Basis Set für das SPS – Secure Portal System™** bestehend aus: 28179 DB **Spinalnadel** 28179 DO **Obturator** 28179 DW **Führungsdraht** (6 Stück) 28179 DL **Dilatator** 28179 DH **Handgriff** für 28179 DL 28179 DG **Gehäuse** 28179 GU **Dichtungssatz**, unsteril (je 10)

Für ein arbeitsfähiges Set wird zusätzlich einer der folgenden Erweiterungssätze benötigt:

1. Für Durchmesser 6,1 mm, Länge 70 mm

28179 EB	**Handgriff**
28179 EO	**Obturator** für 28179 EB
28179 ST	**Trokarhülse**, wiederverwendbar
	oder:
28179 SS	**Trokarhülse**, einmalverwendbar, steril
28179 SA	**Trokarhülse** mit Gewinde, transparent, bedingt wiederverwendbar

2. Für Durchmesser 6,1 mm, Länge 85 mm

28179 EC	**Handgriff**
28179 EP	**Obturator** für 28179 EC
28179 SU	**Trokarhülse**, wiederverwendbar
	oder:
28179 SL	**Trokarhülse**, einmalverwendbar, steril
28179 SB	**Trokarhülse** mit Gewinde, transparent, bedingt wiederverwendbar

3. Für Durchmesser 8,25 mm, Länge 70 mm

28179 FB	**Handgriff**
28179 FO	**Obturator** für 28179 FB
28179 BT	**Trokarhülse**, wiederverwendbar
	oder:
28179 BS	**Trokarhülse**, einmalverwendbar, steril
28179 SC	**Trokarhülse** mit Gewinde, transparent, bedingt wiederverwendbar

4. Für Durchmesser 8,25 mm, Länge 85 mm

28179 FC	**Handgriff**
28179 FP	**Obturator** für 28179 FC
28179 BU	**Trokarhülse**, wiederverwendbar
	oder:
28179 BL	**Trokarhülse**, einmalverwendbar, steril
28179 SD	**Trokarhülse** mit Gewinde, transparent, bedingt wiederverwendbar

Optional:

28179 GS	**Dichtungssatz**, 10 x 2 Dichtungskappen, steril
28179 GU	**Dichtungssatz**, 10 x 2 Dichtungskappen, unsteril
28179 OG	**Gehäuse** zur Aufnahme der Trokarhülsen. Benötigt den Dichtungssatz 28179 GS. Ohne Spülanschluss.
1 x mtp*	**Fluid-Stop**® zum Portalverschluss, steril (je 10 St.) mtp Artikelnr: 020200-10

* mtp medical technical promotion gmbh,
Take-Off Gewerbepark 46, D-78579 Neuhausen ob Eck

Instrumente zur Naht

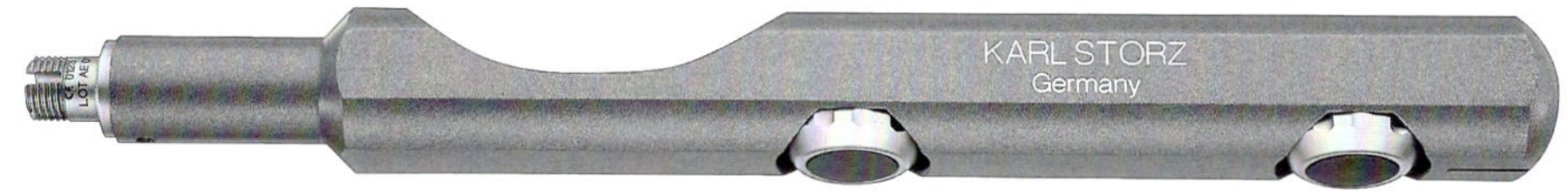

28179 HG

28179 HG **Handgriff,** zur Verwendung mit den Nahtaufsätzen 28179 PA – PH, 28728 NA - NG und dem Handrad 28179 HR, zur Verwendung mit mono- und multifilamenten Fäden der Stärke USP 2-0 bis 2

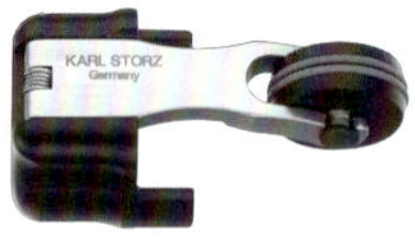

28179 HR/R

28179 HR **Rollenaufsatz** zur Verwendung mit Handgriff 28179 HG und der Rolle 28179R, Für Fadenstärken USP 0-2, mono und multifillament

28179 R **Rolle** zur Verwendung mit Rollenaufsatz 28179 HR , Für Fadenstärken USP 0-2, mono und multifillament

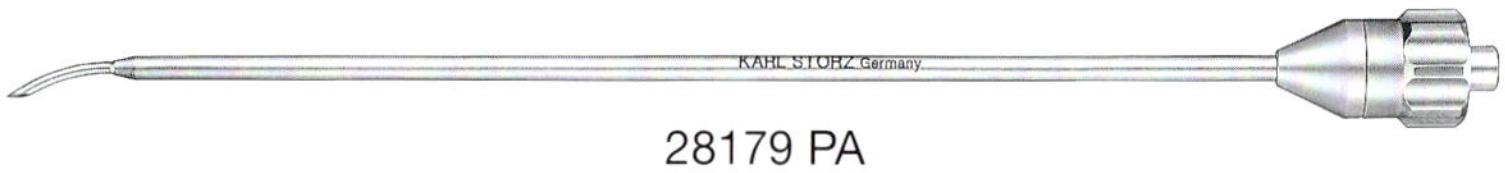

28179 PA

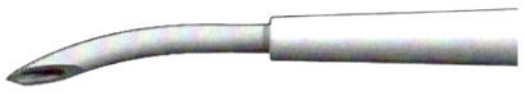

28179 PA **Nahtaufsatz,** gerade, distal aufgebogen, Bauhöhe 5 mm, Nutzlänge 150 mm, zur Verwendung mit Handgriff 28179 HG

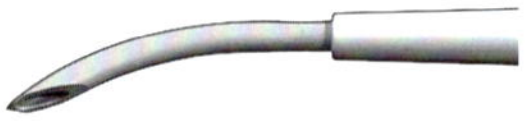

28179 PB **Desgleichen,** Bauhöhe 7 mm

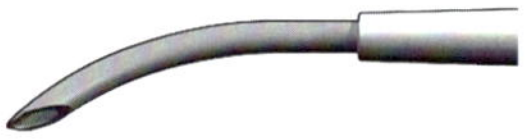

28179 PC **Desgleichen,** Bauhöhe 8 mm

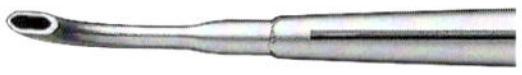

28179 PD **Desgleichen,** distal hakenförmig aufgebogen, Bauhöhe 8 mm

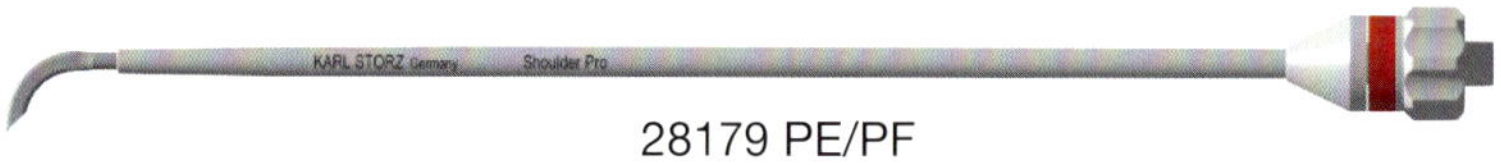

28179 PE/PF

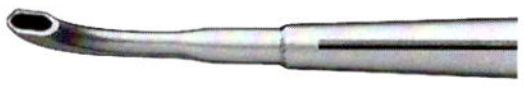

28179 PE/PF

28179 PE **Nahtaufsatz,** gerade, distal hakenförmig aufgebogen, Farbkodierung: Rot, Bauhöhe 8,7 mm, Nutzlänge 150 mm, zur Verwendung mit Handgriff 28179 HG, **nicht zur Verwendung mit Trokarhülsen 28179 ST/SU/SS/SL/BT/BU/BS/BL und Gewindetrokarhülsen 28279 ST/SU/SS/SL**

28179 PF **Desgleichen,** Bauhöhe 10 mm

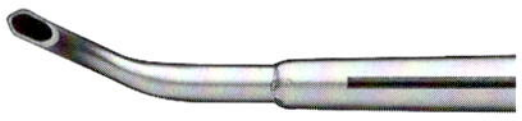

28179 PG **Nahtaufsatz,** 30° nach rechts abgewinkelt, Bauhöhe 8 mm, Nutzlänge 150 mm, zur Verwendung mit Handgriff 28179 HG

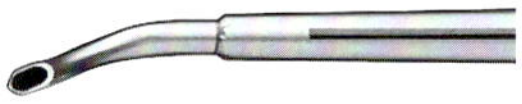

28179 PH **Desgleichen,** 30° nach links abgewinkelt

ARTHROPUMP®

Spülsystem
Empfohlene Standard-Set Zusammenstellung

Besondere Merkmale:

- **Spüldruck und Flow werden elektronisch überwacht**
- **Übersichtlich angeordnete Bedienelemente und Anzeigen der Soll- und Istwerte erlauben eine jederzeitige Überwachung und Kontrolle des Betriebs-Status**
- **Die vorgewählten Werte für Spüldruck und Flow bleiben gespeichert und können bei erneuter Inbetriebnahme sofort abgerufen werden**
- **Modernste Technologie für einfachste Bedienung und hohe Patientensicherheit**
- **ARTHROPUMP® mit KARL STORZ Communication Bus (KARL STORZ-SCB®)**

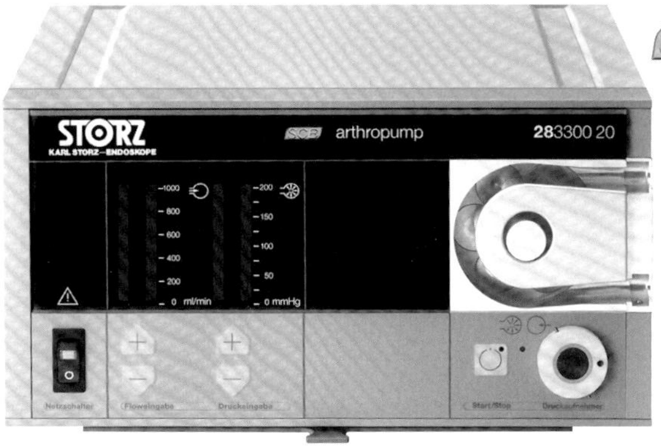

28 3300 20-1

28 3300 04-1 **ARTHROPUMP®**
bestehend aus:

28 3300 20-1	**ARTHROPUMP® mit KARL STORZ-SCB®,** Betriebsspannung 100 – 240 VAC, 50/60 Hz
400 A	**Netzkabel**
3x mtp*	**Schlauchset,** Einmalgebrauch
20 0901 70	**SCB-Verbindungskabel,** Länge 100 cm

Technische Angaben:

Spülung	Betriebsspannung	Abmessungen B x H x T (mm)	Gewicht (kg)	Bauart
- Druck geregelt (mmHg): 0-200 (26,6 kPa) - Flow geregelt (ml/min): 0-1000	100-240 VAC, 50/60 Hz	305 x 110 x 260	7	IEC 601-1, CE nach MDD

* mtp medical technical promotion gmbh
Take-off Gewerbepark 46, 78579 Neuhausen ob Eck, Germany
Phone: +49 / 74 67 / 9 45 04-0
www.mtp-tut.de, Email: info@mtp-tut.de

POWERSHAVER SL

POWERSHAVER SL – arthroskopische Spitzentechnologie vom führenden Hersteller auf dem Gebiet der minimal invasiven Chirurgie

Mit Einführung des POWERSHAVER SL hat KARL STORZ das arthroskopische Shaversystem auf den modernsten Stand der Technik gebracht. Der POWERSHAVER SL, das neueste Produktangebot von KARL STORZ, dem Marktführer auf dem Gebiet der chirurgischen Endoskopie, unterstreicht unser Engagement auf dem wichtigen und hoch spezialisierten Gebiet der arthroskopischen Chirurgie.

Der POWERSHAVER SL von KARL STORZ erfüllt sowohl bei Anwendungen an Knie und Schulter als auch in kleinen Gelenken die Bedürfnisse des Orthopäden. Das Ziel jedes arthroskopischen Eingriffs ist im Prinzip dasselbe: schnelle Operationsausführung mit möglichst geringem Trauma bei gleichzeitiger Reduzierung der Narkosezeit für den Patienten. Hierfür eignet sich der POWERSHAVER SL hervorragend, da seine Geschwindigkeits- und Drehmomentwerte für alle arthroskopischen Anwendungen ausreichen. Zudem kann der Operateur den POWERSHAVER SL mit den unübertroffenen Videosystemen von KARL STORZ kombinieren. Ihm stehen unter anderem IMAGE1™, die erste echte digitale 3 Chip-Kamera, und das KARL STORZ AIDA® compact-System für die gleichzeitige Darstellung und digitale Dokumentation von Audiodaten, Stand- und Videobildern mit hoher Auflösung zur Verfügung.

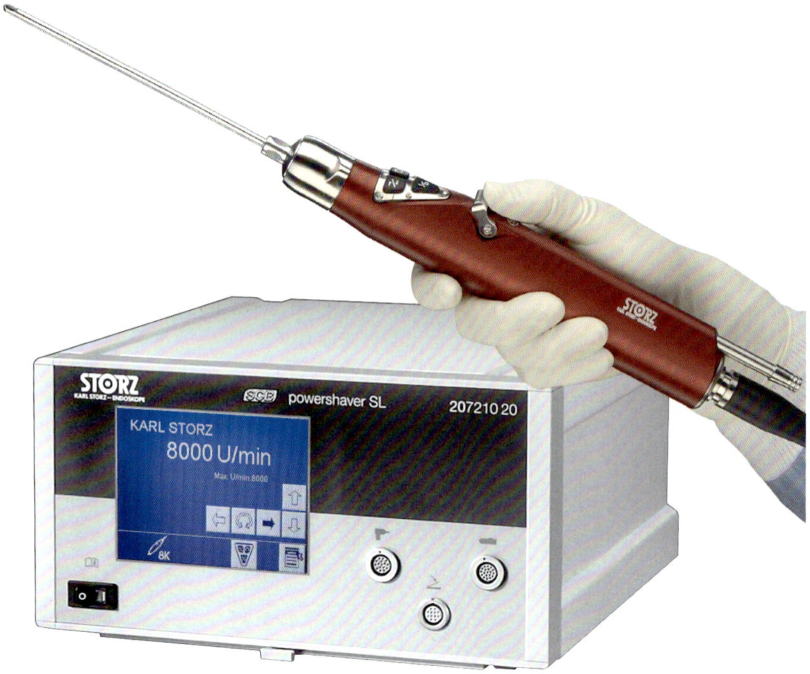

NEU

Nacht
Dunkelblau mit Grau

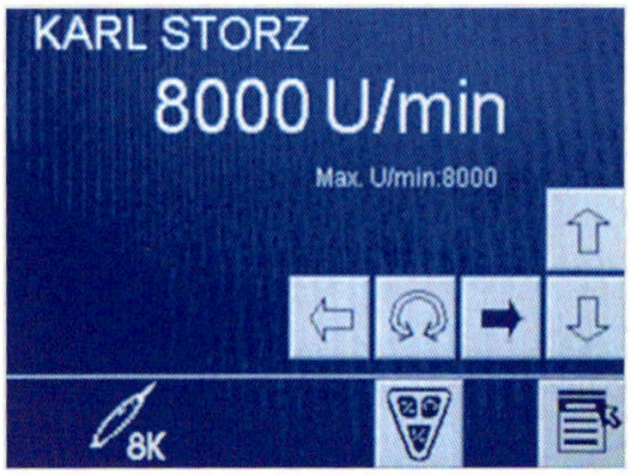

Tag
Grau mit Schwarz

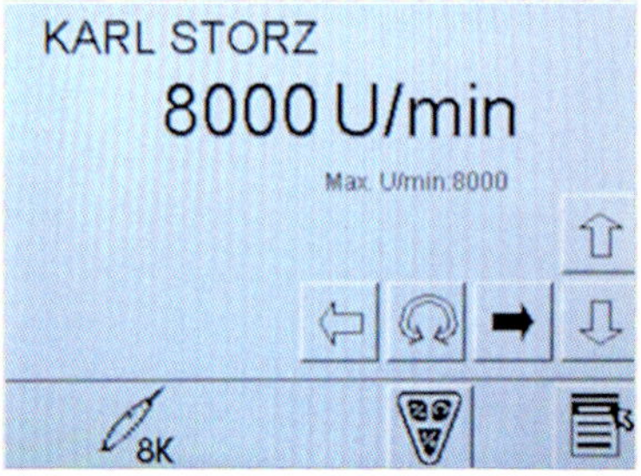

Neutral
Blau in Blau

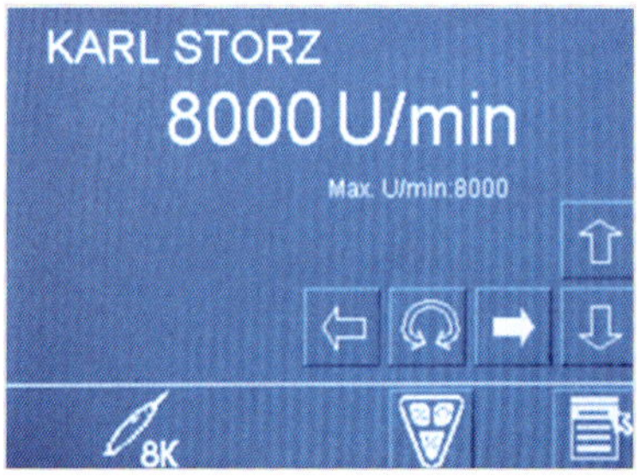

Das Display des Powershaver SL besitzt drei verschiedene Modi, welche entsprechend den räumlichen Gegebenheiten angepasst werden können. Die Auswahl zwischen diesen Modi ermöglicht einen verbesserten Kontrast der Anzeige im OP.

POWERSHAVER SL

Empfohlene Standardsetzusammenstellung

Besondere Merkmale:

- **Stabiles Drehmoment über den gesamten Geschwindigkeitsbereich**
- **Optional erhältliches High-Speed Shaver-Handstück mit einem Drehzahlbereich bei Rotation von 1000 min^{-1} bis 15.000 min^{-1}, besonders geeignet für Spezialanwendungen im Bereich der Schulter, wie z.B. knifflige Akromioplastiken**
- **Oszillation der Shaver-Handstücke innerhalb eines Drehzahlbereichs von 500 min^{-1} bis 3000 min^{-1} möglich**
- **Wahlweise Aktivierung per Hand- oder Fußsteuerung oder von der Steuerkonsole aus über den LCD-Touchscreen**
- **Multifunktions-Handstück zum Antrieb von Jacobs Bohrfutter, Sagittalsäge, Schnellspannfutter oder Schnellspannfutter für Synthes-Ansätze**
  - **wahlweise Rechts- oder Linkslauf**
  - **Gaspedalfunktion zur Dosierung der Drehzahl über die Stellung des Abzugshahnes**
  - **Bei Neutralstellung des Vorwärts/Rückwärtshebels ist ein Aktivieren der Shaver-Handstücke ohne Umstecken möglich**
- **Vorprogrammierte Anwenderspeicher für mehrere Arztprofile möglich**
- **Ergonomisch geformte und leichte Shaver-Handstücke mit ergonomisch angeordnetem Kippventilhebel zum Öffnen/Schließen des Saugkanals sowie Auslösetaster zur Handsteuerung**
- **Alle Handstücke sind autoklavierbar**
- **Als Zubehör werden sowohl Einmalblades als auch mehrfach verwendbare Blades in verschiedenen Ausführungen angeboten**
- **Schneller und einfacher Blade-Wechsel durch präzise KARL STORZ SL-Schnellkupplung**
- **Informatives und gut ablesbares LCD-Display mit Anzeige der wichtigsten Betriebsparameter mit Touchscreen-Funktion**
- **Sprachauswahl für die Display-Anzeige**
- **POWERSHAVER SL mit KARL STORZ Communication Bus (KARL STORZ-SCB®)**

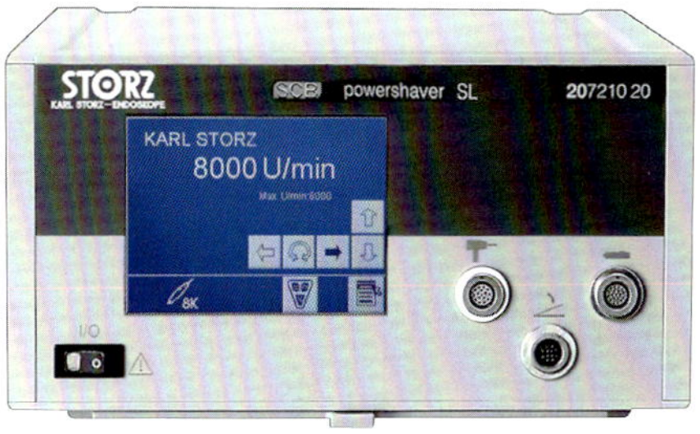

20 7210 20-1

28 7210 03-1 **POWERSHAVER SL**
bestehend aus:

20 7210 20-1	**POWERSHAVER SL mit KARL STORZ-SCB®,** Betriebsspannung 100 – 127, 220 – 250 VAC, 50/60 Hz
400 A	**Netzkabel**
20 0128 31	**Doppelpedal-Fußschalter**
20 0901 70	**SCB-Verbindungskabel,** Länge 100 cm

28 7210 04-1 **Desgleichen,**
einschl. **Dreipedal-Fußschalter 20** 0128 32

Technische Angaben:

Arbeitsmodus	Anschlüsse	Anwenderspeicher	Betriebsspannung	Abmessungen B x H x T (mm)	Gewicht (kg)	Bauart
- Gegen-Uhrzeigersinn - Uhrzeigersinn - oszillierend	- Standard-Handstück - High-Speed-Handstück - Multifunktions-Handstück - Fußschalter - KARL STORZ-SCB®	Arztprofile programmierbar	100 – 127/ 220 – 250 VAC, 50/60 Hz	305 x 155 x 318	9,8	IEC 601-1, CE nach MDD

POWERSHAVER SL

Systemkomponenten

Doppelpedal-Fußschalter

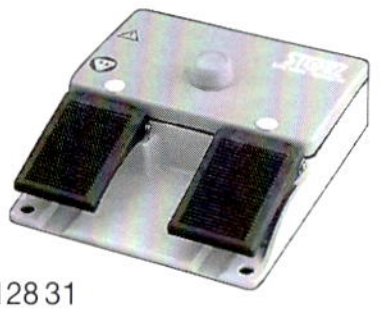

20 0128 31

Dreipedal-Fußschalter

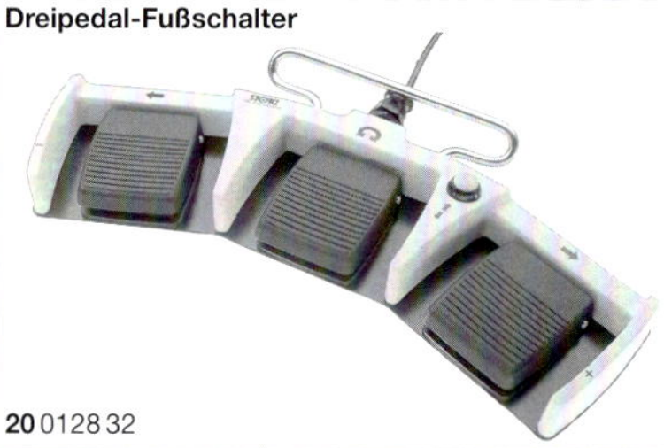

20 0128 32

GERÄTESEITIG

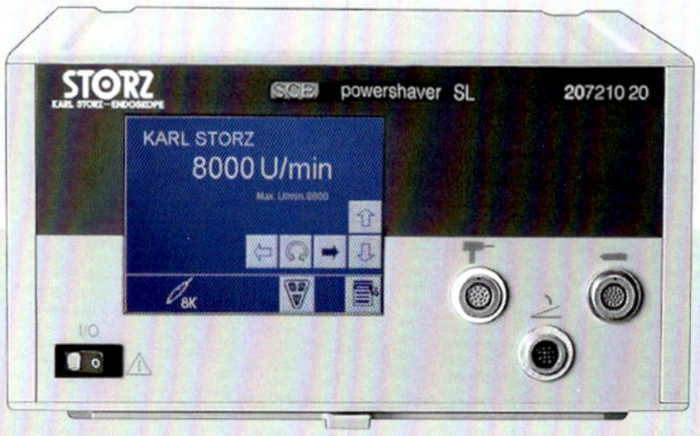

SCB®

PATIENTENSEITIG

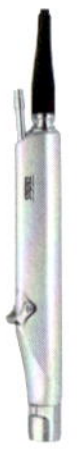

28 7210 45
8k Handstück,
8000 min-1

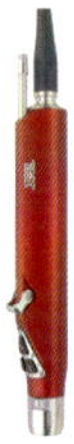

28 7210 30
High-Speed Shaver-Handstück SL,
15000 min-1

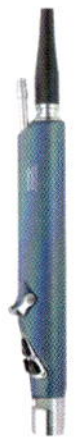

28 7210 35
Standard Shaver-Handstück SL,
8000 min-1

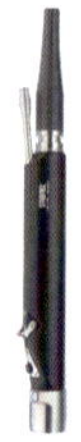

28 7210 40
Small Joint Shaver-Handstück SL,
6000 min-1

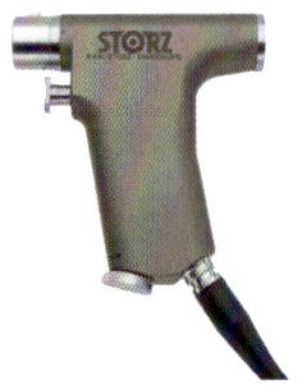

28 7210 36
Multifunktions-Handstück SL,
mit Kabel **28** 7210 70

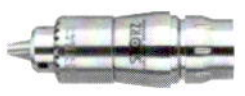

28 7210 31
Jacobs Bohrfutter
bis Ø 4,5 mm

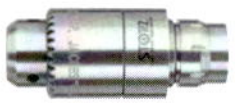

28 7210 37
Jacobs Bohrfutter
bis Ø 6,5 mm

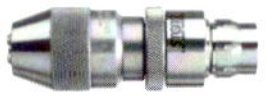

28 7210 38
Jacobs Bohrfutter
bis Ø 6,5 mm

NEU

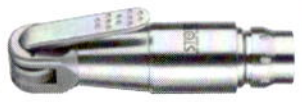

28 7210 39
Sagittalsäge-Aufsatz

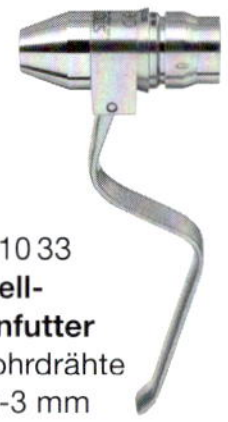

28 7210 33
Schnell-spannfutter
für Bohrdrähte
Ø 1,5-3 mm

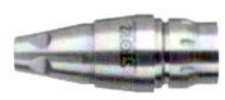

28 7210 34
Schnellspannfutter
für Synthes-Ansätze

Optionales Zubehör

für Multifunktions-Handstück SL 28 7210 36

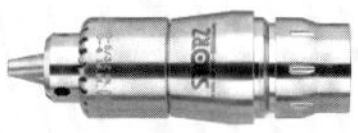	**28** 7210 31	**Jacobs Bohrfutter,** bis Ø 4,5 mm
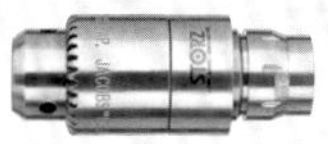	**28** 7210 37	**Jacobs Bohrfutter,** bis Ø 6,5 mm
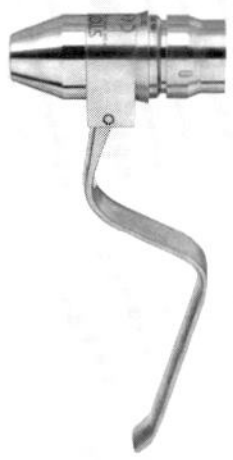	**28** 7210 33	**Schnellspannfutter,** für Bohrdrähte Ø 1,5 – 3 mm
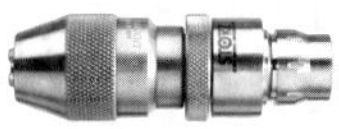	**28** 7210 38	**Jacobs Bohrfutter,** schlüssellos, bis Ø 6,5 mm, zur Verwendung mit **28** 7210 36
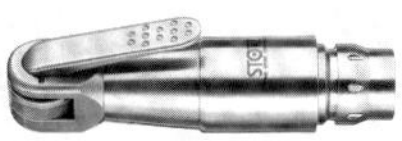	**28** 7210 39	**Sagittalsäge-Aufsatz,** schlüssellos, mit Kipphebel, zur Verwendung mit Multifunktionshandstück POWERSHAVER SL **28** 7210 36 und ausschließlich den Sägeblättern 28207
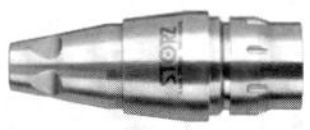	**28** 7210 34	**Schnellspannfutter,** für Synthes-Ansätze
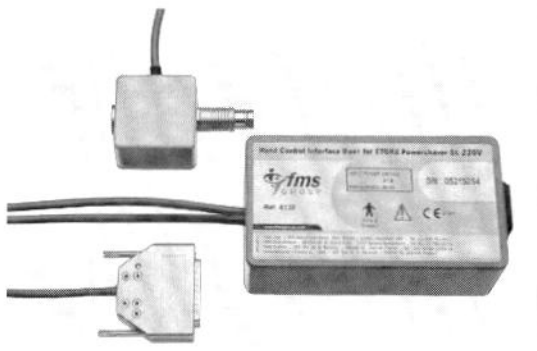	**28** 7210 71	**Verbindungskabel,** zu FMS-Pumpe

Pro Line Shaver Blades NEU

Nutzlänge 120 mm,
zur Verwendung mit POWERSHAVER SL

Pro Line Shaver Blades, Nutzlänge 120 mm	**Artikel-Nr.**	**Ø (mm)**	**Nutzlänge**	**Kennfarbe**
wiederverwendbar, sterilisierbar	28205 MK	4,5	120 mm	Rosa
	28205 MD	5,5	120 mm	Rosa
einmal verwendbar, steril, Packung zu 6 Stück	28205 MKS	4,5 Violett	120 mm	Rosa
	28205 MDS	5,5 Dunkelgrau	120 mm	Rosa

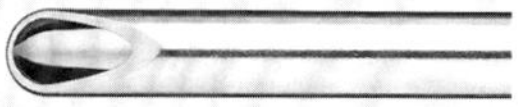

Partielle, subtotale und totale Synovektomie, Entfernung von degenerativem Meniskusgewebe, Narben- sowie Verwachsungssträngen. Entfernung von Osteophyten oder einer Notchplastik; Glättung von Knochenunregelmäßigkeiten, Anfräsen des subchondralen Knochens bei der subchondralen Abrasion zur Induktion von Faserknorpel, großflächige Knorpelabtragung, z.B. bei der subacrominalen Dekompression, zum sicheren Entfernen von Meniskusgewebe und Verwachsungssträngen

Aggressive Pro Line Shaver Blades, Nutzlänge 120 mm	**Artikel-Nr.**	**Ø (mm)**	**Nutzlänge**	**Kennfarbe**
wiederverwendbar, sterilisierbar	28205 NK	4,5	120 mm	Hellblau
	28205 ND	5,5	120 mm	Hellblau
einmal verwendbar, steril, Packung zu 6 Stück	28205 NKS	4,5 Violett	120 mm	Hellblau
	28205 NDS	5,5 Dunkelgrau	120 mm	Hellblau

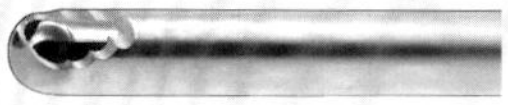

Partielle, subtotale und totale Synovektomie, Entfernung von degenerativem Meniskusgewebe, Narben- sowie Verwachsungssträngen. Entfernung von Osteophyten oder einer Notchplastik; Glättung von Knochenunregelmäßigkeiten, Anfräsen des subchondralen Knochens bei der subchondralen Abrasion zur Induktion von Faserknorpel, großflächige Knorpelabtragung, z.B. bei der subacrominalen Dekompression, zum sicheren Entfernen von Meniskusgewebe und Verwachsungssträngen

Shaver Blades NEU

Nutzlänge 120 mm,
zur Verwendung mit POWERSHAVER SL

Aggressive Cutter, Nutzlänge 120 mm	**Artikel-Nr.**	**Ø (mm)**	**Nutzlänge**	**Kennfarbe**
wiederverwendbar, sterilisierbar	28205 AK	4,5	120 mm	Grün
einmal verwendbar, steril, Packung zu 6 Stück	28205 AKS	4,5 Violett	120 mm	Grün
	* 28208 AKS	4,5 Violett	120 mm	Grün

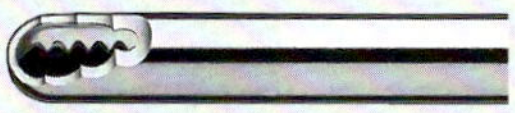

Entfernung von degenerativem Meniskusgewebe, und Verwachsungssträngen

Full Radius Resector, Nutzlänge 120 mm	**Artikel-Nr.**	**Ø (mm)**	**Nutzlänge**	**Kennfarbe**
wiederverwendbar, sterilisierbar	28205 CK	4,5	120 mm	Gelb
einmal verwendbar, steril, Packung zu 6 Stück	28205 CKS	4,5 Violett	120 mm	Gelb
	* 28208 CKS	4,5 Violett	120 mm	Gelb

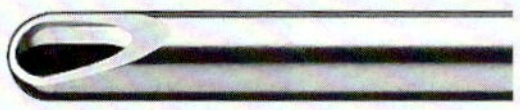

Partielle, subtotale und totale Synovektomie, Entfernung von degenerativem Meniskusgewebe, und Verwachsungssträngen

Aggressive Full Radius Resector, Nutzlänge 120 mm	**Artikel-Nr.**	**Ø (mm)**	**Nutzlänge**	**Kennfarbe**
wiederverwendbar, sterilisierbar	28205 DK	4,5	120 mm	Blau
einmal verwendbar, steril, Packung zu 6 Stück	28205 DKS	4,5 Violett	120 mm	Blau

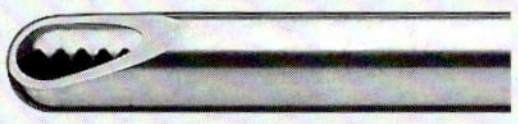

Partielle, subtotale und totale Synovektomie, Entfernung von degenerativem Meniskusgewebe, Narben- sowie Verwachsungssträngen

* 28208 Blades sind mit einer distalen Führungsbohrung ausgestattet

Shaver Blades

Nutzlänge 120 mm,
zur Verwendung mit POWERSHAVER SL

Aggressive Cutter, Nutzlänge 120 mm	**Artikel-Nr.**	**Ø (mm)**	**Nutzlänge**	**Kennfarbe**
wiederverwendbar, sterilisierbar	28205 AB	3,5	120 mm	Grün
	28205 AC	4,2	120 mm	Grün
	28205 AD	5,5	120 mm	Grün
einmal verwendbar, steril, Packung zu 6 Stück	28205 ABS	3,5 Hellgrau	120 mm	Grün
	28205 ACS	4,2 Mittelgrau	120 mm	Grün
	28205 ADS	5,5 Dunkelgrau	120 mm	Grün

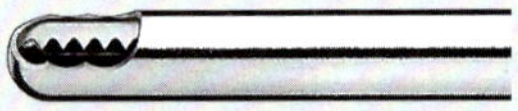

Entfernung von degenerativem Meniskusgewebe, und Verwachsungssträngen

End Cutter, Nutzlänge 120 mm	**Artikel-Nr.**	**Ø (mm)**	**Nutzlänge**	**Kennfarbe**
wiederverwendbar, sterilisierbar	28205 BB	3,5	120 mm	Rot
	28205 BC	4,2	120 mm	Rot
	28205 BD	5,5	120 mm	Rot
einmal verwendbar, steril, Packung zu 6 Stück	28205 BBS	3,5 Hellgrau	120 mm	Rot
	28205 BCS	4,2 Mittelgrau	120 mm	Rot
	28205 BDS	5,5 Dunkelgrau	120 mm	Rot

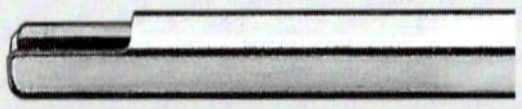

Entfernung von degenerativem Meniskusgewebe
und synovialen Strängen,
Abtragung von instabilen Knorpelanteilen

Shaver Blades

Nutzlänge 120 mm,
zur Verwendung mit POWERSHAVER SL

Full Radius Resector, Nutzlänge 120 mm	**Artikel-Nr.**	**Ø (mm)**	**Nutzlänge**	**Kennfarbe**
wiederverwendbar, sterilisierbar	28205 CB	3,5	120 mm	Gelb
	28205 CC	4,2	120 mm	Gelb
	28205 CD	5,5	120 mm	Gelb
einmal verwendbar, steril, Packung zu 6 Stück	28205 CBS	3,5 Hellgrau	120 mm	Gelb
	28205 CCS	4,2 Mittelgrau	120 mm	Gelb
	28205 CDS	5,5 Dunkelgrau	120 mm	Gelb

Partielle, subtotale und totale Synovektomie, Entfernung von degenerativem Meniskusgewebe, und Verwachsungssträngen

Aggressive Full Radius Resector, Nutzlänge 120 mm	**Artikel-Nr.**	**Ø (mm)**	**Nutzlänge**	**Kennfarbe**
wiederverwendbar, sterilisierbar	28205 DB	3,5	120 mm	Blau
	28205 DC	4,2	120 mm	Blau
	28205 DD	5,5	120 mm	Blau
einmal verwendbar, steril, Packung zu 6 Stück	28205 DBS	3,5 Hellgrau	120 mm	Blau
	28205 DCS	4,2 Mittelgrau	120 mm	Blau
	28205 DDS	5,5 Dunkelgrau	120 mm	Blau

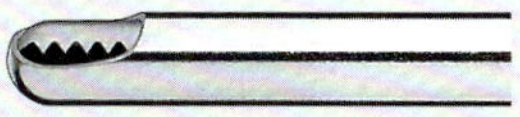

Partielle, subtotale und totale Synovektomie, Entfernung von degenerativem Meniskusgewebe, Narben- sowie Verwachsungssträngen

Shaver Blades

**Nutzlänge 120 mm,
zur Verwendung mit POWERSHAVER SL**

Curved Full Radius Resector, distal, 15° aufgebogen	**Artikel-Nr.**	**Ø (mm)**	**Nutzlänge**	**Kennfarbe**
wiederverwendbar, sterilisierbar	28205 EG	4,2	120 mm	Hellblau
einmal verwendbar, steril, Packung zu 6 Stück	28205 EGS	4,2 Mittelgrau	120 mm	Hellblau

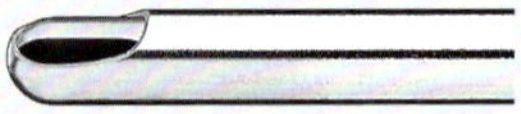

Partielle, subtotale und totale Synovektomie, Entfernung von degenerativem Meniskusgewebe und Verwachsungssträngen

Curved Aggressive Full Radius Resector, distal, 15° aufgebogen	**Artikel-Nr.**	**Ø (mm)**	**Nutzlänge**	**Kennfarbe**
wiederverwendbar, sterilisierbar	28205 EH	4,2	120 mm	Hellgrün
einmal verwendbar, steril, Packung zu 6 Stück	28205 EHS	4,2 Mittelgrau	120 mm	Hellgrün

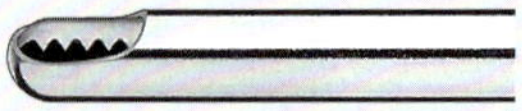

Partielle, subtotale und totale Synovektomie, Entfernung von degenerativem Meniskusgewebe und Verwachsungssträngen

Shaver Blades

Nutzlänge 120 mm,
zur Verwendung mit POWERSHAVER SL

Round Burr, Nutzlänge 120 mm	**Artikel-Nr.**	**Ø (mm)**	**Nutzlänge**	**Kennfarbe**
wiederverwendbar, sterilisierbar	28205 FC	4,2	120 mm	Orange
	28205 FD	5,5	120 mm	Orange
	28205 FE	6,5	120 mm	Orange
einmal verwendbar, steril, Packung zu 6 Stück	28205 FCS	4,2 Mittelgrau	120 mm	Orange
	28205 FDS	5,5 Dunkelgrau	120 mm	Orange
	28205 FES	6,5 Schwarz	120 mm	Orange

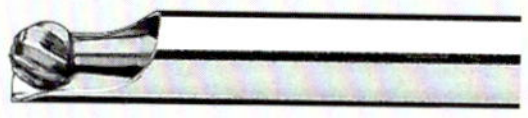

Entfernung von Osteophyten, Glättung von Knochenunregelmäßigkeiten, Anfräsen des subchondralen Knochens bei der subchondralen Abrasion zur Induktion von Faserknorpel

Finish Barrel Burr, Nutzlänge 120 mm	**Artikel-Nr.**	**Ø (mm)**	**Nutzlänge**	**Kennfarbe**
wiederverwendbar, sterilisierbar	28205 GD	4,2	120 mm	Purpur
	28205 GE	5,5	120 mm	Purpur
	28205 GF	6,5	120 mm	Purpur
einmal verwendbar, steril, Packung zu 6 Stück	28205 GDS	4,2 Mittelgrau	120 mm	Purpur
	28205 GES	5,5 Dunkelgrau	120 mm	Purpur
	28205 GFS	6,5 Schwarz	120 mm	Purpur

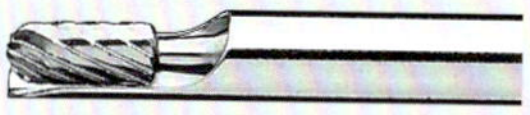

Großflächige Abtragung, z. B. bei der subacrominalen Dekompression an der Schulter; Entfernung von Osteophyten oder einer Notchplastik, Glättung von Knochenunregelmäßigkeiten, Anfräsen des subchondralen Knochens bei der subchondralen Abrasion zur Induktion von Faserknorpel; großflächige Knorpelabtragung, z. B. bei der subacrominalen Dekompression

Kaltlicht-Fontänen und Zubehör
für Photo-Video-Dokumentation

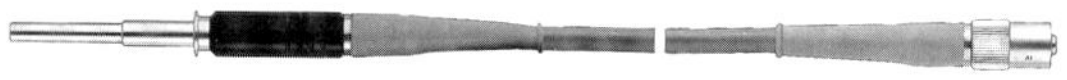

Zur Verwendung mit Optiken, Größe 10 mm:
495 NCS **Fiberglas-Lichtkabel,**
Ø 4,8 mm, Länge 250 cm

Zur Verwendung mit Optiken, Größe 5 mm:
495 NA **Fiberglas-Lichtkabel,**
Ø 3,5 mm, Länge 230 cm

Kaltlicht-Fontäne XENON 300 SCB®

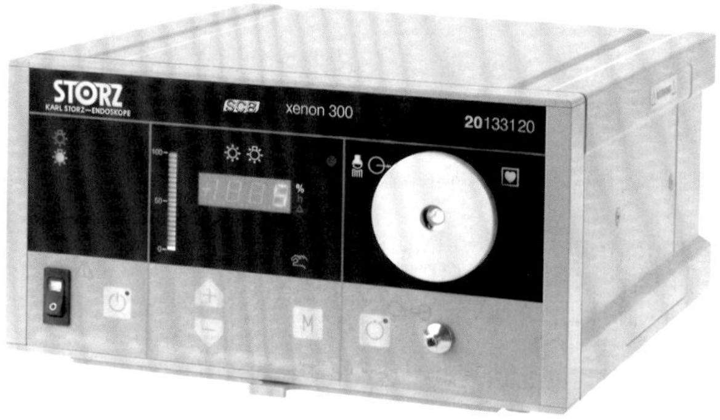

20133101-1 **Kaltlicht-Fontäne XENON 300 SCB®**
mit eingebauter Antifog-Pumpe und integriertem KARL STORZ Communication Bus System SCB®
Betriebsspannung:
100–125 VAC/220–240 VAC, 50/60 Hz
einschließlich:
400 A **Netzkabel**
610 AFT **Silikon-Schlauchset,** autoklavierbar, Länge 250 cm
20 0901 70 SCB® **Verbindungskabel,** Länge 100 cm

20133027 **XENON Ersatzlampen-Modul,**
mit Kühlkörper, 300 Watt, 15 Volt

20133028 **XENON Ersatzlampe,**
allein, 300 Watt, 15 Volt

Kaltlicht-Fontäne XENON NOVA® 175

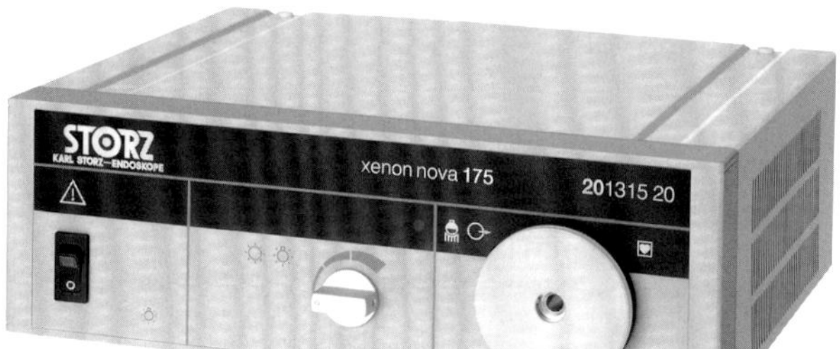

20131501 **Kaltlicht-Fontäne XENON NOVA® 175,**
Betriebsspannung:
100–125 VAC/220–240 VAC, 50/60 Hz,
einschließlich:
400 A **Netzkabel**

20132026 **XENON Ersatzlampe,** 175 Watt, 15 Volt

KARL STORZ AIDA™ compact HD

Besondere Merkmale von AIDA compact HD:

- **Digitale Speicherung von Standbildern mit einer Auflösung von 1920 x 1080, Videosequenzen in 720p und Audiodateien**
- **Schnittstellenpaket DICOM/HL7**
- **Sterile, ergonomische Bedienung per Touch Screen, Sprachsteuerung, Kamerakopftasten und/oder Fußschalter**
- **Automatische Erkennung des angeschlossenen Kamerasystems am HD-SDI/SD-SDI Eingang (am SD-SDI Eingang ausschließlich mit IMAGE1™-Kamerasystemen)**
- **Effiziente Archivierung auf DVD, CD-ROM oder USB-Stick, multisession und multipatient**
- **Möglichkeit der Netzwerkspeicherung**
- **Optionale Anbindung an das PACS, RIS und KIS**
- **Automatische Erstellung von Standardberichten**
- **Zulassung von Computer und Monitoren für den Einsatz im OP-Bereich nach EN 60601-1**
- **Kompatibilität zum KARL STORZ Communication Bus (SCB) und zur OR1™ connect Serie**

➢ **KARL STORZ AIDA® compact HD als attraktive, digitale Alternative zu Videoprintern, Videorekordern und Diktiergeräten**

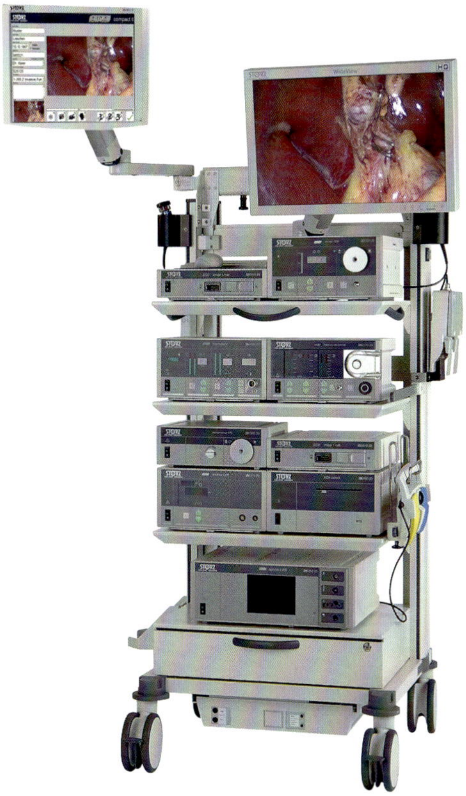

20 0406 05 **KARL STORZ AIDA® compact HD System,** Dokumentationssystem zur digitalen Speicherung von Standbildern, Videosequenzen und Audiodateien **bestehend aus:**

20 0460 20	**KARL STORZ AIDA control,** mit integriertem DVD/CD-Brenner
20 0405 77	**AIDA compact II HD Frame Grabber Karte**
20 0902 34	**PS/2 Kompakttastatur,** deutsch, mit Überzug
20 0404 02-15	**AIDA compact II Software,** mit Sprachsteuerung und Softwareschutz
20 0402 75	**KARL STORZ USB-Stick,** 1 GB
20 2210 70	**Verbindungskabel** (2x)
536 MK	**BNC-Verbindungskabel,** Länge 180 cm
536 MKD	**BNC-Verbindungskabel,** Länge 30 cm
536 MKE	**BNC-Verbindungskabel,** Länge 50 cm
20 0400 86	**DVI-Kabel,** Länge 180 cm
400 A	**Netzkabel**
20 0400 87	**Kabel MiniDIN-Stecker auf BNC-Buchse**

Technische Angaben:

Videosysteme	Signaleingänge	Bilddatenformate	Videodatenformate	Audioformate	Speichermedien
• PAL • NTSC	• S-Video (Y/C) • Composite • DVI-D, • HD-SDI, SD-SDI • RGBS	• JPG • BMP	• MPEG2	• WAV	• DVD+R • DVD+RW • DVD-R • DVD-RW • CD-R • CD-RW • USB-Stick

Notizen:

Notizen:

Notizen: